宮原英夫
監修

理学療法学生のための
症例レポートの書き方

小林寿絵
永尾久美子
小倉　彩
廣瀬真純
著

朝倉書店

序

　平成10年の夏，臨床実習から帰ってきた学生たちが担当教員に提出した症例レポートの山から自分の興味のある障害のいくつかを取り出して，顔見知りの学生たちがどんな分析をしているのか何気なく眺めたときの驚きは今も忘れられない．自分が卒業した頃，診断をつけるだけで治療にはほとんど目を向けることがなかった疾患に対して，リハビリテーション室のスタッフが全力を尽くして取り組んでいる様子が，若い学生と指導者とのやりとりの形でいきいきと描き出されていたからである．その上，従来の教科書からは得られない情報がたくさん詰まっていて，どのレポートもたいへん面白かった．また，どの学生もリハビリテーションを患者に対して行っているのでなく，患者と一体になってリハビリテーションに励んでいる姿を読み取ることができ，実習生の参加が必ずしも患者にとってマイナスになるわけではなく，ときには思わぬ効果を生じることもあると確信することができた．

　秋の学期が始まって，臨床実習中に一体どんな参考書を使ってこれらのレポートを書き上げたのかを聞いてみると，多くの学生が定評のあるリハビリテーションの専門書や医学書をあげてくれたが，同時に手ごろな症例レポートのまとめ方を書いた本が，ほとんどないことが判明した．またリハビリテーション学自体が急速に進歩していて，少し前の参考書でも，触れられていない検査や治療が少なくないこともわかった．私は，このような時期に，臨床の場で先輩の指導のもと，学生たちがつくったレポートの山をこのまま風化させてしまうのはもったいないと考え，これまで教科書の出版などでお世話になっている朝倉書店の編集者に事情を伝え，これらを材料にして，臨床実習の場で役にたつ「症例レポートの書き方」の出版を提案してみた．その際，このような本は，各分野の専門家の手によって書かれるのが通常であるが，ここではこの慣例を破り，基本的な構成を卒業したてのとびきり若い才能に委ねてみることも提案した．彼らが，任されれば先輩を凌ぐ立派な仕事ができることをたびたび見てきたからである．

しばらく前から，リハビリテーションの臨床でもEBMとかクリニカルパスとかいう言葉がしばしば聞かれるようになってきた．しかし，実際にエビデンスに基づいた治療を計画しようと考えても，まだ十分なエビデンスが得られていない理学療法が少なくない．この本のいま一つの特徴は，これらの新しい潮流の原点に戻って，医療を科学的に進めるための基礎ともいうべき臨床記録のまとめ方を示そうとした点である．エビデンスがなければすべてがだめと言うのではなく，例えば治療計画の立案に当たって，目標をどこに置くのか，患者や家族の希望をどう取り入れるのかなど，その根拠をできるだけ明示しようとする努力が大切だということである．治療学にはまた，いくつか考えられる治療手段のうち，どれを採用するかという選択の問題もある．治療法の決定は，リハビリテーション医や臨床指導者の仕事であって，実習生の裁量を越えているが，それぞれのケースについて，なぜこの治療が選ばれたかを説明できるレポートを目指している．

　新しい世紀を迎えてますます重要性が増してきたリハビリテーションの将来を担う学生諸君の学習に役立つことを願いつつ，本の完成を喜びたい．最後に，著者たちやその友人たちの臨床実習を指導し，本をまとめるに当たって多くの貴重な助言をいただいた諸先生に感謝申し上げる．

　2004年4月

宮原英夫

はじめに

　私たちは，学部3年生のときに，6～7人のグループで時間をかけてじっくり1人の患者さんを診るという実習を経験した．4年生になるといよいよ臨床実習が始まる．そこで4年生になる直前の春休み，同級生とともにいくつかの病院や施設の見学をさせてもらい心の準備をした．そして4月になって覚悟を決めて実習地へ出発し，行った先々の実習指導の先生やスタッフの方々と挨拶をすませると，いよいよ実習本番となる．周囲には助けてくれる友人もなく，心細い．これから2カ月，何が起こるというのか，非常に不安であった．

　学生の身分でありながら患者さんを担当するのであるから，それだけですでに十分すぎるほどのプレッシャーである．加えて，毎日，実習ノートを提出しなければならない．さらに症例レポートの提出が気にかかる．これは予想を越えるハードなことであった．それ以前に，症例レポートを作成する経験が少なかったし，書き方の参考書も身近なところに見当たらなかった．また，私たちよりも先に悪戦苦闘したはずの先輩のレポートを閲覧する機会もなかった．しかし，こんな状況でもレポートは作成しなくてはならなかった．

　実習を終えてしばらく経ち，私たちはお互いの症例レポートを持ち寄って読み直してみた．実習を指導して下さった方々とのやり取りや，自分たちの努力の跡をたどることができ，未熟ではあっても無駄な記述ではなかったことにほっとした．しかし，同時に「症例レポートの書き方」については，大いに反省と考察の必要を感じさせられた．例えば，必要不可欠な記述が過不足なく記されていただろうか．レポートとして必要な形式を満足していただろうか．症例に特徴的な情報が的確に表現されていただろうか．

　このようなことをあれこれ考えているうちに，私たちが反省，考察したことをまとめてみたいと思った．図書館に行けば，一般的なレポートの書き方の参考書はいくらでもある．しかし，理学療法を専攻する実習生が，症例レポートの書き方にどう取り組んだかを記録しておくことは，後輩への一助ともなり，無意味なことではないはずである．

そんなとき，私たちの恩師の紹介により，朝倉書店から症例レポートに関する本をまとめる機会を与えていただいた．もとより，私たちはレポートの書き方の模範を示そうとするものではない．それにはあまりにも力不足である．私たちが実際に指導者に提出したレポートを基本にして，それに対する反省と考察を付したものである．それぞれのレポートには，簡単な解説を加えた．第1章から第4章までは理学療法士の協会が作成した臨床実習の手引書などを参考に，臨床学習で直面する一般的事項への対処法を述べた．巻尾には症例レポートでよく利用される用語や略号をあげて説明することにした．

　このような本をまとめることができたのは，ひとえに私たちの実習を文字通り手取り足取り指導して下さった臨床実習先の諸先生，おぼつかない検査や治療に協力していただいた患者さん達のおかげである．また北里大学医療衛生学部の諸先生にはたくさんの貴重なご助言をいただいた．この場を借りてお礼を申し上げる次第である．読者のみなさまから忌憚のないご意見，ご批判をいただけることを願っている．

　　　2004年4月

小 林 寿 絵
永 尾 久美子
小 倉 　 彩
廣 瀬 真 純

目 次

総 論

第1章 この本の目的，内容と利用法 …………………………………… 2
第2章 臨床実習の流れと症例レポートの役割 ………………………… 4
第3章 症例レポート作成の手引 ………………………………………… 7
第4章 事故の予防と処理（リスク管理）………………………………… 13

各論：症例レポートの実例

Ⅰ．左変形性股関節症に対し外反骨切り術を施行した一症例 …………… 18
Ⅱ．大腿骨頸部外側骨折 CHS 術後の理学療法 …………………………… 29
Ⅲ．右内頸動脈閉塞により左片麻痺を呈した一症例 ……………………… 41
Ⅳ．左前頭葉脳梗塞により全失語を伴う右片麻痺を呈した一症例 ……… 52
Ⅴ．重症高次脳機能障害を伴う左片麻痺を呈した一症例 ………………… 63
Ⅵ．小脳橋角部神経鞘腫摘出術後の理学療法 ……………………………… 76
Ⅶ．右総腸骨動脈閉塞による右大腿切断 …………………………………… 94
Ⅷ．急性心筋梗塞後のリハビリテーション ………………………………… 109

付録：用語集 ……………………………………………………………… 125

総　論

第1章
この本の目的，内容と利用法

1.1 目　　的

　この本は，学生が毎日の臨床実習に励みながら，デイリーノートを作成し，臨床症例レポート（ケースレポート．以下「症例レポート」）をまとめるまでの基本的な手順を説明するとともに症例レポートの実例を示すことを目標としている．

　理学療法士を目指す学生は，低学年時の検査・評価実習につづいて3年次，4年次になると臨床実習に出向いて，現場で患者の診療に従事しながら，学校で勉強した知識を実際の診療でどう活かすか学ぶことになる．その総合的な記録が症例レポートである．しかし，臨床実習で，毎日患者を診ながら，症例レポートの準備を進めるのは，なかなか難しい．いよいよ本格的にまとめる段階になって聞き漏らした情報の重要さにあらためて気づくことも多い．

　このようなときに，先輩が残した症例レポートを例示し，記載の要点を記した本があると，それを参考に，まずレポートの大枠を整えることができる．細部は，それから指導者の指導を受けながら仕上げていけば形が整ってくる．

1.2 内　　容

　第2章では，臨床実習の流れを紹介した後，その中で，デイリーノートや症例レポート，ケース発表がどのような位置を占めているかを概観し，その最終報告書にあたる症例レポートの目的，評価のポイントを示した．

　第3章では症例レポートでとりあげる項目をあげ，日本理学療法士協会の手引き[1]などを参考に，これらの項目を埋めていく際の注意を与えた．また症例レポートの表紙の一例を示し，そこでレポートに必要な付帯情報を示した．症例レポートの考案の執筆には，注目した問題に関する資料を広い範囲から集めなければならない．参考文献の収集法については触れることができなかったが，文献リストの記載法については例を使って説明した．

　第4章ではリスク管理を取り上げた．実習にあたって，事故をあらかじめ予想して，患者や自分自身をどのように守るべきか，いわゆるリスク管理が注目されている．この中には，実習に入ってからでは間に合わず，あらかじめ自身の感染歴を調べたり予防接種を受けたりしなければならない場合も含まれるので，まず実習生自身の対応を取り上げる．次に患者のリスク管理をリハ前とリハ中に分けて考える．また，事故が起きてしまったときの対処法も考える．

　実習中の感染も大きな問題である．リハビリテーション治療に関連して起こりうる感染の原因とその予防策を示した．

　最後に，いくつかの疾患の症例レポートを各論で例示し，実際に症例レポートがどのようにまとめられているかを示した．これらの症例レポートは，実際に実習に参加した学生が，職場で実習指導者と二人三脚でまとめたレポートであって，それぞれの職場で何が注目され何を学んだのかを文面から読み取ることができるだろう．

　しかし同じレポートでも，立場が違う指導者からみると，あれも抜けている，これも抜けているということになりかねない．また，はじめての実

習なのか，2回目の実習なのかによって要求されるレポートのレベルも違ってくるであろう．

　症例レポートの構成，記入すべき内容については，従来，実習施設や指導者の考え方に任されることが多かったが，最近になって標準的なレポートのあり方を探る動きも出てきている．これは，症例レポートのもつべき必要最低限の水準を提示するとともに，同じ症例レポートが，ある施設では高く評価される一方で，ある施設では低く評価されるという問題点を避けるためにも役立つと主張されている[2]．

　私たちは，現場での体験を臨床実習の最大目的におき，症例レポートをその記録として位置づける立場をとっているが，必要な項目が脱落することを容認しているわけではない．基本となる情報を，正しい方法で正確に集める習慣を身につけることも実習の目的の一つである．したがって，各レポートに解説をつけて補足したほうが良いと考えられた点には適宜コメントをつけた．症例レポートにはレジュメも添付してある．レジュメは，レポートの要約というよりは，実習施設での発表会や母校での報告会の際の資料であることが多いので，長さや形式は統一されていない．

1.3　利　用　法

　このマニュアルは，完璧なレポートを作成する指針というよりは，毎日の現場での体験を自分自身の言葉でどうまとめるか，個性的な症例レポートを作成する指針である．先輩に倣って，レポートの枠組みをつくり，それを指導者と一緒に仕上げていく手引きとして利用していただきたい．したがって，レポートを実際にまとめる段階まで待たずに，レポートに取り上げる症例が決まった段階から座右に置き，折りに触れて参考にしていただきたい．第3章で抽象的に列挙された項目の内容の具体例は，各論に示されている．本書で取り上げられていない疾患については，網本らのチェックリスト集[3]などが役立つであろう．

　臨床実習は，学校での基礎的な勉強を臨床で活かすための総合的な学習の場である．レポートの作成に集中するあまり，臨床での貴重な実体験の機会が少なくなってしまったのでは何もならない．患者の病状は，時々刻々変化していく．毎日の実習の成果をレポートの形にまとめ，それを指導者とともに整えるという作業が，その時々で診ておくべきことを教えてくれる．十分な時間をかけて患者に接し，疑問があれば，できるだけ現場で指導者の指導を受ける態度が重要である．人生の先輩でもあり，長年，自分の仕事に打ち込んできたという誇り高い患者との交流から得られる体験もたくさんある．このような毎日の積み重ねがあれば，他の人には書けない症例レポートの材料は十分である．症例レポート執筆の基本ルールにしたがって自分しか書けないレポートを作成して欲しい．

　この本では，症例レポートの対象となった患者の疾患や症状に対する解説はほとんどなされていない．幸い，医学的立場からも，あるいは理学療法を進める立場からも，詳しく記述した参考書がたくさん出ているのでそれらを適宜利用していただきたい．また，実習に臨むにあたって学生が心得ておくべき生活上の注意，社会人，医療人としての常識についても触れていない．これに対しても行き届いた解説[4]がある．

　レポート中で使われている術語，略語について簡単な説明を巻末用語集で行った．英語の場合にはいったん英和対照表を使って対応する日本語を調べる必要があるが，詳細を専門書に当たる場合の手がかりとして利用していただきたい．

■文　献
1) 日本理学療法士協会：臨床実習教育の手引き　第4版．2000．
2) 鶴見隆正(編)：臨床実習とケーススタディ．医学書院，2001．
3) 網本　和，長澤　弘，吉村茂和編：理学療法チェックリスト．三輪書店，2003．
4) 理学療法科学学会編：実習の達人　学生編　第1版．アイペック，2000．第3章　実習時の注意事項(実習の心得)，63-70．

第2章
臨床実習の流れと症例レポートの役割

2.1 臨床実習の到達目標

　理学療法教育の卒業時における到達目標が「基本的理学療法を独立して行えるレベル」であるとすると，学校教育の総仕上げに当たる総合臨床実習の目標もこれに一致したものと考えられる．このような大きな仕事を限られた期間の中で達成するためには，実習を受ける側が，与える側が何を教育したいのかをあらかじめ理解して指導を受けることが大切である．

　実習の指導者側に対する具体的な指導マニュアル[1]が出版され，広くゆきわたっているが，その対極にある実習生に向けたわかりやすい心得のマニュアルは，まだ少ない[2,3]．実習の指導は，それぞれの施設の実状に則して行われるので，一概に述べることはできないが，ここでは，どの施設でも行われる指導者とのやり取りを中心に，臨床実習を取り巻く環境，そこで行われるきまり事を紹介し，学生がどんな心構えでこれに臨んだらよいか，その成果を症例レポートにどのように集約するかを示そう．

2.2 指導者と実習の場

　臨床実習の指導者は，教育機関と実習施設の間での相談で決定される．指導者が決まったら臨床実習を指導者とともにどのように進めていくか，どのような疾患の患者を対象とするかを打ち合わせる．現場に到着したら，指導者によってスタッフの紹介，実習の場の説明を受けることになるが，実習を実りあるものにするためには指導者以外のスタッフの協力が欠かせない．

2.3 担当患者の決定

　患者（担当者）の決定基準は施設によって異なるが，一般には実習生が混乱しないように，次のような条件をみたす患者が選択される．すなわち，新たに治療が開始される，比較的リスクが少ない，コミュニケーションがとりやすい，心理的な問題が少ない，またできれば2カ月（実習期間）の間でADLの向上など変化があらわれる可能性があるといった患者が探される．しかし，これらの条件をすべて満足するような症例はめずらしいので，短期間，別の症例を担当させられることもある．疾患の種類は，整形外科術後，片麻痺患者を代表例として提示するところが多いが，それ以外の疾患が取り上げられることも少なくない．

　担当患者が決まったら，患者の病態について，医学的な知識の予習・復習をしておく．クリニカルパスがほぼ確立された大腿骨頸部骨折の術後患者であれば，原因，手術法，術後の経過，治療法など，リハビリテーションに入る前から退院後まで疾患の大きな流れをつかんでおく．患者とのコミュニケーションをとるにあたっての注意や実習の進行手順も概要を教えてもらうとよい．

2.4 情報収集

　実習に入る前に患者に関する情報を集める．情報源は広いが，患者の診療記録（カルテ）に記載されている情報，医師，看護師，PT，OTほかのリハビリテーションに関与するスタッフからの伝聞情報，自分自身で直接患者家族側から獲得する情報に区分できる．いずれの情報も患者のプラ

イバシーが絡むので，みだりに第三者にもらさないようにするなど，取り扱いには細心の注意が必要である．患者家族側から直接情報を集めるときには，臨床実習指導者と一緒に，あるいは了解を得てから行動するとよい．

医師が記載するカルテは実習生にとっても重要な情報源の一つである．しかし，カルテは忙しい日常業務の中で書かれているので記載内容が絶対に正しいとは言い切れない．また理学療法の立場からみると不十分なこともあり，患者から追加の情報や確認が欲しくなることもある．同じことを何度も聞かれるのは患者にとって愉快なことではないが，やむを得ないことなので要点を確認するような形で聞き直すとよい．たとえば，子供が退院後介護に携われるような近い距離に住んでいるとカルテに書いてあっても，「お子様はお近くに住んでいらっしゃるのですよね」とか患者との会話の中で確認しておく．

2.5 患者・家族との面接・問診

実習に入る前に，指導者が，実習生を患者やその家族に紹介してくれる．知識が不足しているのも心配にはちがいないが，それを隠そうとするよりも勉強しようという意欲，患者の障害を少しでも良くしようという意気込みが患者側に伝わるようにする．はじめから自分の意見を述べるよりは，患者や家族の話しをゆっくりと聞くようにするのも大切なテクニックである．

2.6 検査・測定

検査する内容を決めたら，あらかじめ肢位などの変換方法のチェックと練習をしておく．実際の臨床では教科書通りに進まないが，標準的な方法を知っていてそれを応用する気持ちが大切である．標準的な方法を知っていることは，測定の精度を上げるためにも役立つ．

2.7 治療

治療手技の習得は臨床実習の大きな目的の一つである．治療計画の全体の中で実習中の治療が占める役割を十分に理解して，実習に臨むように心掛ける．治療中，できるだけ患者と言葉を交わし，患者と一体となって実習を進める．

検査や測定の手技でも，患者に障害を与える危険（リスク）がいたるところにあるが，治療では，その危険が一段と高まる．経験豊富な術者でも防ぎきれない事故も少なくないが，注意すれば防げた事故は後悔が残る．第4章のリスク管理を読んで，事故を起こさないように，また事故が起きてしまったときの対応を考えておく．自信がもてないときには，恥ずかしがらずに指導者や先輩に相談する気持ちが事故の予防につながる．

2.8 デイリーノート

多くの実習施設では，1日の実習の経過をその日のうちにレポートにまとめて翌日に提出する．これをデイリーノートと呼んでいる．デイリーノートを通じて臨床実習指導者は，実習内容に何が不足しているかを知り，実習者に対するフィードバックを迅速に行うことができる．

デイリーノートの形式は，施設や指導者の裁量に委ねられているが，1日の活動を記録する記録型，カルテに実習生が直接記入する代わりに記入させるカルテ型，実習生が調べたことや測定結果の生データを書く資料整理型，指導者への報告・連絡・相談・質問などを書く連絡簿型など，いろいろな形がある[4]．患者の状態，行った治療の目的，内容，患者の反応について記録し，時間がたたないうちに指導者の助言を受けるようにしたい．検査や測定の結果には，結果の解釈を書き加え，これについてもコメントを受けるとよい．

2.9 症例レポート

第三者に臨床実習がどのようになされたかを示す記録が症例レポートである．症例レポートの作成を通じて，研究論文や正しいカルテを書く手順を学ぶことができる[5]．デイリーノートが，指導者による実習指導の道具として活用されるのに対

して，症例レポートは，実習生が理学療法をどのように進めたかが概観できる記録として作成され，さまざまな目的で活用される（表2.1）．忙しい実習の中で，このような作業を進めることは容易ではないが，この作業を通じて，必要な事項を過不足なく，他人にわかりやすいように書く技術が身についていく．

表2.1 症例レポート作成の目的

1. 患者の状態を専門職の立場から把握し，得られた情報を正確な記録として残す技術の習得
2. 文章化という作業を通じて，専門職の立場から対象例を正しく評価し，問題点をとらえる能力の習得
3. 臨床実習指導者の評価の資料
4. 同僚，後輩学生の学習資料

症例レポートは，科学論文や臨床報告のルールに則って書くのが原則とされているので，その作成にあたっては科学論文執筆のルールが参考になる[6]．しかし症例レポートは，一方で臨床実習の評価の資料としても利用される．したがって，多くの施設では「臨床研究の手引き」のようなマニュアルを用意して学生に与え，論文の形式をとりながら，評価（表2.2）にも便利な形にレポートをまとめるように指導している．この本でとりあげた実例も，第3章で後述する「臨床研究の手引き」に沿ってまとめてある．先輩たちの実例を参考にしながら，優れたレポートをまとめてもらいたい．

表2.2 症例レポート評価のポイント

1. 情報の収集が，必要にして十分に行われているか．
2. 症例レポートに求められる形式が満足されているか．
3. 収集したデータを活用して重要な問題点をとらえているか．
4. 患者および疾患に関して理解が十分であるか．
5. 医学的に正しく記述されているか．
6. 文章がわかりやすい日本語で書かれているか．

症例レポートの長さは対象症例によっても，実習施設によっても異なるが，私たちはA4判のレポート用紙で6～8枚程度を勧められた．おそらく，このくらいの長さが学生にとっても，指導者にとっても，取り扱いやすいというのが理由であろう．この本では，いろいろの長さのレポートが並んでいるので，それぞれのレポートの特徴と長さとの関係を眺めて欲しい．

2.10 ケース発表（プレゼンテーション）とレジュメ（抄録）

多くの実習施設では，実習教育の一環としてケース発表が行われる．決められた時間内に，ケースの要点を伝え，仲間や先輩からアドバイスを受けるという作業は，理学療法の臨床では重要なので，練習の機会が与えられる．紹介したい内容に比べ，かなり短い時間内に行わなければならないのが普通である．内容を絞り，実習指導者の助言を受けてから発表に望むとよい．

実習者の意見が求められたときには，自分の考えを簡潔に示すようにする．結果として間違った考えとされても，恥ずかしいことではなく，正しい考え方を教えてもらえばすむことである．

レジュメは症例レポートの要約に相当し，このような機会に資料として配られることが多い．症例レポート提出の締め切りがケース発表の後であれば，発表の際にもらったコメントまで考慮に入れて書き上げる．

■文 献

1) 日本理学療法士協会：臨床実習教育の手引き 第4版．2000．
2) 鶴見隆正（編）：臨床実習とケーススタディ．医学書院，2001．
3) 理学療法科学学会編：実習の達人 学生編 第1版．アイペック，2000．
4) 同上：p62
5) 進藤伸一：臨床実習終了時のケースレポートの書き方（入門講座ケーススタディの書き方1）．PTジャーナル 31(5)：345-349，1997．
6) 木下是雄：理科系の作文技術．中央公論社，1981．

第3章
症例レポート作成の手引き

　実習対象として選ばれた患者に関する情報は膨大なものであるが、そのすべてが必要というわけではない。使用する目的によって取捨選択することが必要である。しかし＊で示した**基本となる情報**は重要であり、どのような症例レポートでも必ず記載するように習慣づける。実習期間中、ここで列挙した項目を症例研究のチェックリストと考えて折に触れて参照し、重要な情報が落ちていないか確認してほしい。疾患別のチェックリストも最近出版されている。こうすることによって、レポートをまとめる段になって重要な情報が欠けていることに始めて気づくというような失敗を未然に防ぐことができる。

　細項目のたて方は実習施設や学校で異なるが、全体として書くべき内容はほぼ一致している。ここでは、日本理学療法士協会の臨床実習教育の手引き[1]に準拠して書かれた北里大学医療衛生学部理学療法学専攻の手引き書の項目だてを参考にした。いくつかの項目で内容が重複しているものもあるが、症例によって、どの項目を中心に整理するか、どのような順序で記述するかは実習指導者と一緒に工夫してほしい。各論で紹介する実例でも、対象疾患の性質や筆者の好みに応じて項目だてはいろいろ工夫されている。

3.1　表　　紙

　表紙にはレポートの表題、執筆者、所属、実習を受けた施設名、実習期間、実習指導者を記載しておく。レポート提出日も記入しておくと後で役に立つ。表紙を用意しなくても、これらの情報は、レポートの冒頭に提示しておく。表紙をつける場合の例を示しておく。

[症例レポートの表紙の例]

```
          起立性低血圧を合併した頸髄損傷の一例


          氏　名　　　　　　森　花子
          所　属　　北里大学医療衛生学部
                    リハビリテーション学科

          実習施設　　　○○病院整形外科
                              理学療法室
          実習指導者　　　　○○○○先生

     実習期間　　自　平成11年6月8日
                 至　平成11年7月31日

     レポート提出日　　平成11年8月3日
```

3.2　まえがき（はじめに）

　まえがきは、読者に対してレポートの内容を伝え、読者の興味を引くように書かなければならない。レポートの目的、治療にあたって特に重視した点、症例の特徴などを要約し、どのような観点からレポートをまとめたかを記載する。

3.3 症例の紹介（基礎情報）*
(1) 患者氏名，年齢，性別，身長，体重
(2) 職業
(3) 主要な診断名
(4) 発症年月日，入院年月日
(5) 障害名
(6) 合併症
(7) 主訴，ニーズ，ホープ

氏名などプライバシーに関わる項目は，イニシャルを使うなどの配慮が必要である．しかし，最近ではイニシャルでも患者を特定できるとして，イニシャルの記載もしない場合が多い．

その他，各症例で特記すべき事項を記載する．診断名と障害名の区別はまぎらわしいが，この本では脳梗塞などの病理学的診断を診断名，左片麻痺などの症候による臨床診断を障害名と呼んでおく．主訴とニーズとの差も曖昧であるが，原疾患にもとづく痛みや機能障害のもっとも大きなものを主訴，患者のリハビリテーションに対する期待をニーズと大別してみた．ニーズは内容によっては，個人的・社会的背景で取り上げたほうが良いこともある．合併症は既往歴と区別がつきにくい場合もあるが，合併症の有無のみではなく，治療内容などもあわせて記載するとよい．

3.4 現病歴*
文章で書く場合と，箇条書きにする場合がある．いつ，どこで，どのように発症したかという発症時の状況と，発症時から実習生が担当するまでの主病変の経過を書く．その際，○○年○○月○○日と暦年で書くだけでなく，カッコ書きで（術後○○日，あるいは発症○○日）とリハビリテーション上重要な起点からの経過日数を付記するとよい．このようにすることによって，患者の治療が予定通り進んでいるのか，それとも遅れているのかがつかみやすくなる．

複数の疾患が関連しているときなどは，診断名や主訴を「症例の紹介」からこの項に移して，個別に整理してもよい．

3.5 既 往 歴*
文章で書く場合と，箇条書きにする場合がある．主病変に関係する疾患を中心に要約する．

治療に影響する合併症があれば，その経過を加える．股関節置換術術後の患者が虚血性心疾患を合併しているような場合には，リスク要因として，「他部門からの医学的情報」の項でまとめておいてもよい．

主病変に関係はないが，大きな病気をした場合にも記録しておく．また，その病気・けがの現在の状態（治癒，治療中，使用薬剤など）もあわせて記載しておく．介護保険の介護度，身体障害者手帳の等級の認定があれば付記する（個人的・社会的背景の項でまとめてもよい）．

3.6 家 族 歴
高血圧，糖尿病，遺伝性疾患の有無について記載する．特になければ「特記すべきことなし」とする．

3.7 個人的・社会的背景*
(1) 家族構成，キーパーソン，同居家族，近隣に住む家族，またその年齢等も重要な情報となる．
(2) 経済状況：主な収入源，年金，保険など
(3) 教育歴，職歴
(4) 趣味，嗜好
(5) 病気前の1日の生活習慣，果たしていた社会的役割
(6) 家屋構造など生活環境
(7) 患者本人や家族の要望など

個人や家族のプライバシーに関わる項目なので，情報収集には十分な配慮が必要であり，得られる範囲内ですませ，強要はしない．

得られた情報に対しては守秘義務を負うので，漏洩に細心の注意を払う．実習指導者と共同で情報の収集にあたった方がよい．

3.8 他部門からの医学的情報*

通常は初期評価までの情報を書く．実習開始後の情報は，関連が一番強い項目の中で取り上げる．

(1) 主治医の診察所見，手術所見，臨床検査データ，画像診断所見など，現病歴や合併症の項でも取り扱われるが，MRI や CT の所見などは，別項としてここでまとめておいた方が整理しやすい．レントゲン検査，CT 検査，MRI 検査，あるいは手術の所見などを正確にスケッチすることは高度の専門的知識を要求されるので難しいが，上手に描けなくても挑戦してみる価値がある．原疾患の部位や障害の程度を知るのに参考になる．

(2) 患者の服薬状況：詳しい薬理作用は不要であるが，抗生剤，降圧剤，鎮痛剤，安定剤程度の薬効は付記しておく．各論の実例では，読者の便を図って，やや詳しい情報を追加してある．

(3) 作業療法科など他の医療部門，職種からの情報：関連する部門としては主治医が属している患者の担当科，看護部，リハビリテーション科の医師（リハ医），作業療法士，ケースワーカー，医療ソーシャルワーカーなどがある．

(4) 理学療法を実施する上でリスクとなりやすい要因（高血圧，低血圧，虚血性心疾患，腎疾患，骨粗鬆症，痴呆）を患者がもっていればここでまとめておく．

これらの情報は情報源を明らかにしておく必要がある．

3.9 担当までの理学療法の経過

発症から実習生が担当するまでに理学療法が実施されているときには，その経過を書く．特に，PT の介入や，理学療法の観点からまとめておきたいときには，別項目で整理しておくとわかりやすい．現在治療を受けている医療機関の前に他の医療機関で治療を受けているときは，それについても触れること．現病歴と内容が重複するときには，まとめて取り扱ってよい．

3.10 機能診断学的評価*

患者の障害に対して評価を実施し，評価の結果を書く．評価の年月日の記入を忘れないようにする．

評価にあたって，その客観性，信頼性，妥当性を重視し，定量的に取り扱えるものはできる限り，定量的に記録する．記載方法や，基準は，広く使われている方法を用いるようにする．

図表を利用して初期評価と最終評価を対応させて示すなどの工夫をしてみるとよい．

結果がはっきりしない場合は，記録を省略するのではなしに，はっきりしなかったことを明示しておく．

3.11 統合と解釈

統合と解釈の内容を考察に移し，評価サマリーとして簡単にまとめることもあるが，近年では独立した項目として取り上げることが多い．

統合と解釈は，文字通り個々の検査結果をまとめ，それに意味づけを行う．具体的には，それぞれの検査で得られた情報の因果関係を分析する作業になる．この作業を通して問題点を抽出・整理し，次項の「問題点」でリスト化する．

3.12 問題点*

症例レポートの中心になる項目である．患者のニーズ，受けもつまでの治療経過，障害の評価に基づいて，患者の問題点を整理し，それに対して治療方針を立てることになる．したがって具体的に書く必要がある．伝統的に，患者を中心において Impairment level, Disability level, Handicap level それぞれのレベルでとらえる国際障害分類（ICIDH）に基づく方法が普及している[2]．個人の障害改善度，ADL の自立度，社会復帰度と言い換えてもよい．

退院後の生活環境を特に重視しなければならないこともあるが，このようなときには 2001 年 5 月に WHO で採択された ICIDH に代わる国際生活機能分類（ICF）[3,4]を使う方法を探ってもよい

だろう．この分類では，退院後の生活をポジティブにとらえ，患者の置かれる環境と社会参加に関して大きな関心を払っている．必要があれば，心理的側面も取り上げる．問題点の抽出にあたって，ICFの立場をとったチェックリストも最近出版されている[5]．患者のリスク管理に関わる問題もここで取り上げられる．この場合，Impairment level よりも高位の原疾患に関する問題として論じられることも多い．各論Ⅲ.の症例レポートでは，Disease level を置いて対応している．

問題点は，理学療法で解決が期待できるもの，理学療法の実施に影響があるものなど，いろいろな形で分類できる．レポートにまとめる際，性質が異なった分類を混在させないようにする．問題点がいくつかある場合には，重要な項目順に番号をつける．問題点相互に因果関係など関連があるときには，図を使って示すとわかりやすくなる．

3.13 治療目標（ゴール）*

上述の諸項目からの情報を使って，2，3週間後に到達可能な動作レベルを具体的に設定して短期目標（short term goal；STG）とする．また，同時に退院時，転院時，実習終了時に到達可能な動作レベルを具体的に設定して長期目標（long term goal；LTG）とする．どの時点を選ぶかは，疾患や病期によって異なる．

目標はADLのレベルや数値などを使い，具体的に設定する．このことにより，治療効果の判定や実際と目標との差を定量的に評価できる．

設定理由，短期目標と長期目標との関連についても記述しておく．

3.14 治療プログラムの作成*

初期評価時に実習生が作成する．取り上げた問題点に対応させて計画（目標と方法）する．

治療内容は，治療項目を示すだけでなく，対象部位，治療時間，強度，治療頻度などを具体的に示し，それを見れば実際に同じ治療が再現できるように書く．実際には実習生が担当していない理学療法や，日常生活指導もレポートに入れて，その旨記述しておく．

既存のプログラムやクリニカルパスが実習施設にあり，それに沿って治療する場合もある．

3.15 治療経過

実習生が担当した期間に行われた治療と，それに関係した患者の変化（身体機能，心理的変化）を時間を追って示す．

治療目標を変更したり，治療内容を変更したりする場合には，変更の時点がわかるように記述する．図や表を活用して示すとわかりやすくなることもある．また，中間評価，最終評価の時期に，それまでの結果を比較したり，集約して記述する方法もある．

3.16 考　　察*

実習生は臨床実習に出るまでに標準的な理学療法を学習してきたが，実習ではその知識をそのまま適用するわけには行かず，それぞれの患者に合わせて修正しなければならない．考察では，その内容を中心に問題点，治療目標，治療プログラムなどの中から実習中に特に注目したものを選んで議論するとよい．指導者と相談して，テーマを選び，内容を濃くする工夫をする．「治療が予定通り進まなかった場合，その原因を考察し，代案を提示する」，「典型的な経過をとらなかった場合，文献上の報告と比較して，その理由を考察する」，「担当終了後，患者の経過がどうなるか（予後予測）考察する」などがよく取り上げられる．

参考資料の検索法，適切な利用法は別に学習する．

3.17 まとめ（あとがき）

実習指導者によっては，ここにレポートの要約を置くように指導されるかもしれない．他に，症例研究全体を通じての反省点，実習を通じて学んだこと，患者や実習指導者への感謝などを記す．

3.18 参考・引用文献

 報告を書くにあたって参考にした文献を，規則にしたがって順序よく示す．読者が，必要に応じて原文献にたどり着けるだけの情報，すなわち著者名，論文の表題，掲載誌，ページ，発行年を記載する．単行本の場合は出版社の情報が必要である．リハビリテーション関係の学術雑誌を見ると，論文の投稿規定があるので，その中の文献の書き方を参考にするとよい．一例として，「理学療法学」や「理学療法ジャーナル」の規定を参考に私たちがまとめた引用文献リストの表記要項を以下に示す．

[引用文献リストの表記要項]

 アルファベットで表記する際は，「、」の代わりに「,」を使用する．
 著者のアルファベット順または引用順に番号をつけて配列する．

a. 雑誌の場合

 執筆者（複数の著者の場合は筆頭者から3名まで姓名を記し，それを越える場合は「他（ほか）」，英文の場合は *et al.* と略記する．著者全員を記入してもよい）：題名．雑誌名（慣用されている略称がある場合はそれを使用） 巻（号）：初出ページ－最終ページ, 発行年．（月まで記入したときは文末のピリオドを省略）の順に記述する．

1) 永尾久美子, 清水 忍：片側大腿四頭筋最大等尺性収縮時における反対側同名筋の筋放電特性. 北里理学療法学 **2**：83-88, 1999.
2) 清水和彦, 中村 彩, 永尾久美子ほか：理学療法の臨床的根拠（エビデンス）―現況と展望. リハ医学 **39**(1)：35-46, 2002.
3) Nagasawa, H., Maeda, M., Kanda, T. *et al.*: Differences of locomotion function between left and right cerebral hemispheric lesions in ischemic stroke. *J. Phys. Ther. Sci.* **13**：129-137, 2001.

b. 単行本の場合

① 単著または複数の著者の場合：執筆者（複数の著者の場合は筆頭者から3名まで姓名を記し，それを越える場合は「他（ほか）」と略記する）：書名. 発行所, 発行年, 引用ページ（初出ページ－最終ページ）.

1) 上田 敏：リハビリテーション医学の世界. 三輪書店, 1992, 274-278.

② 編著, 監修書の中の文献を引用する場合：執筆者（複数の著者の場合は筆頭者から3名まで姓名を記し，それを越える場合は「他（ほか）」と略記する）：表題名. 編者・監修者（複数の著者の場合は筆頭者から2名まで姓名を記し，それを越える場合は「他（ほか）」と略記する）：書名. 発行所, 発行年, 引用ページ（初出ページ－最終ページ）.

1) 長澤 弘：18. 膠原病 疾患・障害解説と一般的理学療法プログラム. 細田多穂, 柳澤 健（編）：理学療法ハンドブック ケーススタディ. 協同医書出版, 1994, 609-610.

③ 翻訳書の場合：邦文の文献の記載法に準じて訳書を示して，原著の情報をカッコ内に追記する．

1) 加倉井周一, 赤居正美（監訳）：リハビリテーション治療選択基準. リハビリテーション医学における科学性の追求. 協同医書出版社, 1997.（Basmajian, J.V., Banerjee, S.N.: Clinical decision making in rehabilitation: Efficacy and outcomes. Churchill Livingstone Inc., 1996）

④ 学会発表：発表者（複数の場合は筆頭者だけ姓名を記し，それを越える場合は「他（ほか）」と略記してもよい）：演題名. 発表学会名, 開催日時, 開催地, （抄）抄録掲載雑誌名（慣用されている略称がある場合はそれを使用）巻：初出ページ－最終ページ, 発行年.

1) 平澤有里ほか：健常成人における等尺性膝伸展筋力．第37回日本理学療法学術大会，2002.7，静岡，(抄)理学療法学 **29**：suppl. 2, 342, 2002.
2) 佐藤登志郎，宮原英夫，丸茂文昭，鈴木 潤，遠藤恭子，山上 純，竹内昭博，和田孝雄：ミニコンピュータを利用した輸液治療介助システムとその臨床的評価．第77回日本内科学会講演会，1980.4，東京，日内誌 **69**(2)：74-75, 1980.
3) Miyahara, H. et al.: The performance of ECG computer programs in the diagnosis of second degree AV block. 17th International Congress of Electrocardiology, 1990. 9. 29, Florence, Italy, Abstracts p230, 1990.
4) Suzuki, N., Nakamura, M., Saji, M. et al.: Overexpression of Ca^{2+} permeable AMPA receptors in rat dentate gyrus by HVJ-liposome-mediated gene transfer provides sensory stimulus-inducible epileptogenicity. The 2000 Society for Neuroscience Annual Meeting, 2000. 11. 6, New Orleans (30th Annual Meeting Society for Neuroscience Abstract, vol 26, part 1, p909, 2000)

3.19 承　認

　多くの教育機関では，症例レポートに実習指導者のコメントや，署名を求めている．そのような場合には実習指導者に提出して，コメントおよび署名，捺印を受けておく．

■文　献

1) 日本理学療法士協会：臨床実習教育の手引き　第4版．2000.
2) 今田　拓：日常生活活動と国際障害分類．土屋弘吉，今田　拓，大川嗣雄（編）：日常活動（動作）―評価と訓練の実際　第3版．医歯薬出版，1992. 第2章，27-36.
3) 上田　敏：新しい障害概念と21世紀のリハビリテーション医学―ICIDH から ICF へ．リハビリテーション医学 **39**：123-127, 2002.
4) 障害者福祉研究会編：ICF，国際生活機能分類―国際障害分類改訂版．中央法規，2002.
5) 網本　和，長澤　弘，吉村茂和（編）：理学療法チェックリスト．三輪書店，2003.

第4章
事故の予防と処理（リスク管理）

4.1 はじめに

最近，リハビリテーションの対象となる患者の年齢層が広がり，また開始時期の早期化にともなって，発症早期，受傷直後，術直後の患者に対する訓練が，訓練室だけでなく，ベッドサイドや集中治療室まで広がって行われている．疾患の種類，重症度の幅も増大し，多くの施設で悪性腫瘍，重症の多臓器不全，感染症などの患者がリハビリテーションの対象となっている[1]．

したがって，リハビリテーションの実習においてリスク管理，すなわちどのようなときに事故が起こるのか，事故を未然に防ぐにはどうすべきか，事故が起こってしまったとき，その悪影響を最小に留めるにはどうすべきかをあらかじめ考えておくことは重要である[2]．

リスク管理の対象は広く，医療事故後の医療機関の責任，個人の刑事責任や民事責任，医療紛争に備える保険なども含んでいるが，ここでは，実習生が実習前と実習中に留意しなければならないことに絞って考える．

実習中に事故を起こしたり遭遇したりすることは稀であろうが，実習期間中に起こりやすい事故を想定した訓練を受け，対応法を体感しておくことが望ましい[3]．施設によって，あらかじめ事故発生時の対処法のオリエンテーションをするところもある．将来，医療人として活躍することになる実習生は，実習の一環として医療の現場におけるリスク管理のいろいろな側面を学んでおくことも大切である[4]．

4.2 自分自身のリスク管理
a. 実習開始前の準備期間

実習中に起こりうる事故を想定して，適当な賠償保険へ加入する．

自己の小児感染症，結核，肝炎の感染歴を調べる（4.7のb.参照）．

健康管理に気をくばり，体調を整えておく．実習前は勉強，勉強となりやすいが，運動をして実習に体力的に対応できるよう準備する．私たちも実習に出て，PTはやはり体力だ！と実感した．

b. 実習期間中

精神的，身体的な健康管理につとめて，自分自身がストレスに負けないようにする．腰痛，筋肉痛などが起こることがあるので，不自然な治療姿勢を長時間続けないように注意する．職場におけるセクハラ（sexual harassment）も重要な問題である．自身で受ける場合と相手に及ぼす場合とがある．前者の場合，疑念が生じたら母校の教員に連絡する．後者の場合も疑いをかけられたら母校に連絡して対応してもらうようにする．

患者からの感染予防のためにも，食事・睡眠など自己管理をしっかりする．

4.3 患者のリスク管理
a. リハビリテーション開始前

実習指導者と許可動作，治療内容を確認する．

患者あるいは家族にリハビリテーションの目的，内容を説明し，十分に理解しておいてもらう．これは良好な患者・治療者関係をつくるとともに，自分自身の知識の確認となる．

救急処置の復習（低血糖患者に対する飴など）を必ずしておく．理学療法と直接の関係がなくても，患者の生命に関わる情報（いわゆるバイタル；血圧，脈拍数，呼吸数，体温）のチェック[5]，患者の現症（感染症の有無，睡眠，朝食，不安，痛み，検査室所見，服薬状況など）のチェックをする．洩れがないように，チェックリストをつくって利用すると便利であろう．

b．リハビリテーション中の予防策

神経疾患，整形外科疾患，循環器疾患など疾患別に禁忌事項を確認する．転倒，転落，過伸展，原病の再発などの発生をあらかじめ予想して，対応を考えておく．危険な場所，危険な処置（運動負荷試験など）を理解しておく．特に，はじめての経験をするときには，事前に留意点の指導や手技のチェックを受け，できるだけ指導者の近くで仕事をする．患者がよろけたらすぐ支えられる位置に立ち，いつでも対応できるようにする．また常に患者に気を配り，目を離さないように心掛ける．

患者は心理的にもダメージを受けやすい状態なので，会話の内容，動作や態度に注意する．

患者に対する，患者間の，患者からの感染予防については4.7のb．に別記した．

4.4 事故発生時・緊急時の対応

リハビリテーション患者の訓練時における急変・事故の統計[6]を見ると，某大学病院のリハビリテーション室では3年間に約90件の事故が発生している．急変は中枢神経疾患患者（28件），整形疾患患者（13件）に多く，事故も中枢神経疾患患者（28件），整形疾患患者（15件）が多い．急変の内容は嘔吐17件，痙攣9件で，生命に関わるような急変は2件に過ぎなかった．事故は転倒が34件で圧倒的に多く，疼痛5件，熱傷2件が続いた．訓練内容や動作の内容との関係は多岐にわたっているが，動的なものが多い．しかし，坐位，臥位でも転倒が起こっていた．

事故が起こってしまったり，患者が急変したときには，実習と関係があるなしにかかわらず，身近の人に協力を求め，あるいは協力して応急処置をする．

一方で，どんなに注意していても人間はミスを犯してしまうものだということも事実である．起こしてしまったら，この点も心のどこかに留めておき，落ち着いて第2，第3の事故を起こさないように対策を立てる．隠蔽作業などに走り，ミスがミスを呼ばないようにする．処置が一段落したら，できるだけ早く上司，指導者に報告する．事故や急変後の病状説明には，指導者と相談して，複数の関係者立ち会いの上，誠意を尽くして行わなければならない．

次ページに施設内で使われる事故報告書の一例を示す．

4.5 実習中の事故

例をいくつかあげておく．

事故例1：訓練の合間に，短時間目が離れた際，患者が転倒してしまった．

事故例2：高次脳機能障害で空間失認があるのに気づかないで訓練を進め，患者が訓練室内の器具にぶつかってしまった．

事故例3：車いすのブレーキをかけ忘れていたために，暴走してしまった．

事故例4：温覚低下があるのに気づかずに熱いタオルを当て，患者に火傷をさせてしまった．

事故例5：牽引の力が強すぎて患者に脱臼を起こしてしまった．

事故例6：モニターのコードを床に這わせてあったが，それに足をとられて患者が転倒してしまった．

事故例7：閉鎖病棟入院中の患者がリハビリテーション中に無断で院外へ出て行ってしまった．

この他，治療中に実習生が誤ってリハビリテーション室備え付けの器具を破損する事故もある．この際は，直ちに指導者に連絡して適切な対応をとり，二次災害を予防する必要がある．実習生が

母校に戻った後，事故や，事故が起こる寸前に気づいた経験を持ち寄ってまとめておき，後輩に伝える作業も個人の実習レポートとは直接関係ないが役に立つ仕事である．

```
            医療事故報告書（院内報告書）
                        平成　　年　　月　　日提出
  部科課名 ｜         ｜ 職名 ｜        ｜ 氏名 ｜         ｜印
  患者氏名 ｜         （男・女） 年齢 　　歳 病名
  発生場所 ｜    病棟    ｜    科外来    ｜ 科(室) ｜ その他（　　）
  発生日時 ｜ 平成　　年　　月　　日（　）曜　　　時　　分
 (職場の長への報告日時)（平成　　年　　月　　日（　曜）　　時　　分）
  事故の状況 ｜
  主治医（又は
  職場の長）の
  指　示　等
  対応の概要
  結果の概要、
  患者・家族の
  反応等
  警察への届出 ｜ 届出の有無 ｜ 有・無 ｜ 届出日時 ｜ 月 日（ ）時 分
  生命の危険度評価 □極めて高い □高い □可能性有り □可能性低い □ない
  (職場の長の評価) （特記事項：　　　　　　　　　　　　　　　　　　　）
  事故原因の
  分　　析
  職場の長の
  意　　見
 （注）紙面が不足する場合は、詳細な記載をした別紙を添付する。
```

［出典］「リスクマネージメントマニュアル作成指針」p.96 を簡略化して作成．

4.6 患者との対話

実習生は他のスタッフと比べると担当ケースが少ないので，一人の患者にかける時間が極端に多くなり，その結果，患者側も学生側もそれぞれが極端な感情移入に陥る可能性がある．本来の担当PTや主治医が予後について明言を避けるために，患者側は実習生に「一般にはどんなリハビリが行われていて，どのくらい良くなるの」と聞きだそうとし，実習生はそれにできるかぎり正確に答えようとする．これは，知らず知らずに行われていることが多いが，たとえ正しい情報だとしても，場合によっては患者の心理的な側面に大きな打撃を与え，その後の治療に影響を与えかねない．十分に留意しておく必要がある．

4.7 感染予防

a. 院内感染に対する訓練室の特徴

リハビリテーション室での訓練は，セラピストと患者，あるいは患者間の感染の機会が大きくなっている．その理由は下記のようにいくつかあげられる．

（1）入院中の患者と外来患者が同一時間枠，同

一場所で訓練を行っている．

(2) 重症度の異なる種々の患者（高齢者，糖尿病，ステロイド内服，化学療法，放射線療法後，免疫低下状態，悪性疾患，術後，小児患者など）が隣り合って各種訓練を行っている．

(3) セラピスト（医師，看護師，理学療法士，作業療法士，言語聴覚士など）が，同時に多数の患者を担当し，訓練を行っている．

(4) 訓練器具（マット，平行棒，エルゴメーターなど）を共用している．

b. 感染原因と予防策

院内感染の原因となる病原体はさまざまであるが，感染源となる人が，必ずしも自分が感染源であることを自覚していないために伝播の危険性が高い．メチシリン耐性ブドウ球菌（MRSA），結核，B型肝炎ウイルス（HBV），C型肝炎ウイルス（HCV），エイズウイルス（HIV），梅毒，疥癬に関連した感染症，あるいは小児伝染病などが重視されている．予防にはこれらの感染経路，疫学，症状，診断法，予防方法などの理解が必要である．多くの施設では院内感染防止のマニュアルを用意しているので，あらかじめ目を通しておくとよい．

実習生を中心に考えると，他人に感染させない，感染の仲介をしない，他人から感染させられないという心構えが重要である．

まず，自分自身の健康状態に気を配り，結核，呼吸器感染症，皮膚疾患を患者に感染させることがないように注意する．特に小児を対象とする実習の場合には，実習に先駆けて麻疹，風疹，流行性耳下腺炎の既往，抗体価を調べ，抗体価が低く，感染する可能性がある場合には，あらかじめ予防接種を受けることが望ましい．

カルテ上で保菌者の確認を十分に行い，創傷の有無，程度の確認を行う（リハビリテーション処方箋に感染症の有無，種類，程度を明記）．リハビリテーションの現場では，血液に触れることは稀であるが，痰，唾液，尿，便などによる汚染はしばしば見られる．手指に傷，病巣がある場合はディスポーザブルの手袋を使用する．必要によっては紙マスクの準備を行う．訓練後は，治療器具などにアルコール，ウェルパスを噴霧し，拭き掃除等を行う．

c. ベッドサイド，訓練室での訓練

感染症のない患者から始め，易感染性宿主を最初に行い，排菌患者を最後にする．病棟，病室ごとに決められたガウン，手袋，マスクを着用する．汚染物を室外に待ち出さないように注意する．保菌者，排菌者には訓練室ではマスクを着用してもらう．

各患者の訓練前後で1回ずつ流水と石鹸により手洗いを行う．消毒は手術用イソジン（Isodine），あるいは塩化ベンザルコニウム（ウェルパス；Welpas）を用いる．訓練終了後の手洗い，うがいを十分に行う．

理学療法に関連させて感染予防とリスク管理を取り上げた文献を最後に紹介しておく[7,8]．

■ 文 献

1) 福岡大学病院感染対策室：院内感染対策マニュアル K9. 1998. 10
   (http://www.med.fukuoka-u.ac.jp/infect_c/manual-K9.html)
2) 縄井清志，木村哲彦：理学療法士の危機管理—訓練室で生じた転落事故のリスク・アセスメント．病院管理 39：23-29, 2002.
3) 日本理学療法士協会：臨床実習教育の手引き 第4版．2000, 21-23.
4) 看護管理編集室：別冊看護管理 リスクマネージメント読本．医学書院, 2001.
5) 岡安大仁，道場信孝：バイタルサイン 診かたからケアの実際まで（JJNブックス）．医学書院, 1988.
6) 浜瀬さゆり，川口佳代，寺西利生ほか：リハビリテーション患者の訓練時における急変・事故について．第15回東海北陸理学療法士学会抄録集, 72, 1999.
7) 内田成男，椿原彰夫，藤沢しげ子ほか：理学療法現場での感染予防．理学療法ジャーナル 26(5)：300-303, 1992.
8) 小林寛伊ほか：特集リハ現場におけるMRSA感染対策．臨床リハ 5(8)：713-716, 1996.

各論：症例レポートの実例

I.
左変形性股関節症に対し外反骨切り術を施行した一症例

A：レ ジ ュ メ

【症　例】
女性，53歳
身長 150.5 cm，体重 53.0 kg，BMI 23.4

【診断名】
左変形性股関節症

【術　式】
左股関節外反骨切り術（H13.3.15）

【現病歴】
　30年前より右股関節痛があり，平成2年本院の外来を受診し，右変形性股関節症と診断された．H2.11 本院にて右股関節内反骨切り術施行．H4.5 には抜針術施行．3年前（H10）より左股関節痛が生じ，今回，左股関節の手術を目的として H13.3.2 入院した．

　　＜理学療法経過＞　H13.4.5（術後3w）坐位開始．ベッド上リハビリテーション（以下リハ）開始．
・H13.4.12　（術後4w）車いす乗車開始．
・H13.4.13　訓練室でのリハ開始．
・H13.4.26　（術後6w）より PWB 開始．

【既往歴】
股関節症のほかは特になし．

【個人的・社会的背景】
家族構成：本症例の母親の妹（80歳）と，夫との3人暮らし．
職業：主婦業・パート，趣味：書道（条幅）

家屋構造：一戸建て（2階家）．寝室が2階（ベッド使用）

【医学的情報】
＜術前の医師の方針＞
＜術前評価（H13.3.6）＞　JOA Hip Score

	Rt.	Lt.
Pain	40	40
ROM	6+4	6+4
Gait	10	10
ADL	15	11
Total	75	51

＜術式＞　外反骨切り術（術日：H13.3.15）
（X-p）供覧　H13.3.6分，H13.4.12分
頸体角　Rt.135　Lt.160　　Rt.135　Lt.150

【リハ室でのリハ開始時点の初期評価】
＜下肢長（H13.4.13）＞

	Rt.	Lt.	下肢長差
棘果長	73.0 cm	73.0 cm	0 cm
転子果長	69.5 cm	70.0 cm	0.5 cm

＜周径（H13.4.13）＞

	Rt.	Lt.	周径差
大腿周径	43.0 cm	42.5 cm	0.5 cm
下腿周径	31.5 cm	31.5 cm	0 cm

＜痛みと感覚（H13.4.13）＞
　創部（左大転子）と左大腿筋膜張筋起始部に圧痛あり．股関節外転時に，内転筋群上部に伸張痛．SLR 時に大腿下位内側部（薄筋付着部）に伸張痛．安静時の痛みはない．表在感覚，深部感覚　問題なし．

<ROM>

		Rt. 4/13	Lt. 4/13
Hip	SLR	40	15
	Flexion (125)	55	50〔60〕
	Extension (15)	10	5〔0〕
	Abduction (45)	20	10〔5〕
	Adduction (20)	10	15〔15〕
	Ext.Rotation (45)	20	20〔5〕
	Int.Rotation (45)	15	15〔5〕
Knee	Flexion (prone) (130)	115 (130)	90 (110)
	Extension (0)	0	0

〔 〕；術前の角度，（ ）；日本整形外科学会参考可動域角度．足関節底背屈，足部の内がえし・外がえし，足趾の屈曲・伸展のROMは問題なし．測定はactive-assistiveで行った．下線部は，痛みが制限因子となったもの．

<MMT>

		H13.4.13	
		Rt.	Lt.
Trunk	Rectus Abdominis	4	
Hip	Iliopsoas (flex.)	3	2
	Gluteus maximus (ext.)	4	2
	Gluteus medius (abd.)	3	2
	Adductors (add.)	3	3
	Ext.Rotators (ext.rot.)	—	—
	Int.Rotators (int.rot.)	—	—
Knee	Quadriceps (ext.)	4	4
	Hamstrings (flex.)	4	3
Ankle	Gastrosoleus (p-f)	4	2
	Tibialis Anterior (d-f & inversion)	5	4

<Hand-Held Dynamometer（以下HHD）による筋力測定>

	H13.4.16		
	Rt.	Lt.	健側比
Hip. jt. Abductors	4.6 kg	2.1 kg	46%
Hip. jt. Adductors	4.5 kg	3.1 kg	69%
Quadriceps	12.4 kg	4.7 kg	38%

<Push動作（背筋力，肘伸展力）>
<平行棒内片脚立位（右中殿筋力，右下肢支持性）H13.4.16>
起居動作（ADL）：車いす⇔ベッドの移乗動作／寝返り・起き上がり／車いすからの立ち上がり／病棟生活ADL

【問題点】
一次的問題
#1 術後の安静期間が4週間あり，現在NWB．
#2 両側股関節のROM制限：伸展は大きなROM制限はないが，その他の動きは両側とも大きく制限されている．特に股関節屈曲・外転・内外旋の制限
#3 両側股関節周囲筋力の低下：両側とも筋力低下があるが，左の筋力低下の方が大きい．
#4 左股関節周囲に運動時痛が出現する（内転筋群，大腿筋膜張筋）．

二次的問題
#5 車いすからベッドなどへの移乗動作は自立しているものの，困難さ，不安定さがある…#1，2，3，4より
#6 仙骨坐りになっている…#1，3より
#7 安定した片脚立位がとれない（上肢での支持が大きい）…#2より

三次的問題（長期的問題点）
#8 主婦業に戻らなくてはならない．
#9 自宅が2階建てであるので階段を昇らなければならない．
#10 書道（条幅）を続けるためには，四つ這い位での姿勢保持を獲得しなければならない．

【ゴール設定】
短期ゴール（PWB開始前までに）：右下肢筋力増強，支持性の向上（PWBをコントロールするために）両側股関節のROM拡大

長期ゴール（退院時までに）：1本杖歩行の獲得，二次的障害発生予防につながる身体アライメントの獲得

【治療プログラム】
目的・目標（PWB開始までの）：ROM拡大（両側），下肢筋力増強（両側），右下肢の支持性・バランス能力の向上，体幹筋の増進（上肢も含めて）

具体的内容：ⅰ）ボールと紐を用いた自動介助運動，ⅱ）ボールと紐を用いた自動運動，ⅲ）スリングを用いた自動運動，ⅳ）腹臥位で自動介助による膝屈曲運動，ⅴ）平行棒内での膝屈曲運動，

ⅵ) 平行棒内での片脚歩行練習.

【考　察】

＜評価に関して＞　両側性に ROM 制限，筋力低下がある．手術によって関節の適合性，関節裂隙の拡大は得られたが，術前生活習慣による関節性拘縮（線維性），内転筋群の短縮，股関節周囲筋の廃用性筋力低下と術後の安静期間による ROM 制限，筋力低下が本症例の大きな問題点．バイタルの計測で BP や HR の上昇などもなく運動耐容能に問題はない．

＜今後の経時的評価に関して＞　HHD による本症例内での経時的筋力評価，Cybex による健常人データとの比較（痛みが生じた場合の VAS での評価）（バイタルによる運動耐容能の評価）

＜予後を含め，治療・訓練に関して＞　ADL と ROM 制限と筋力低下の改善，立位でのアライメントの評価と二次的障害の予防，PWB 開始前までにできるリハについて．

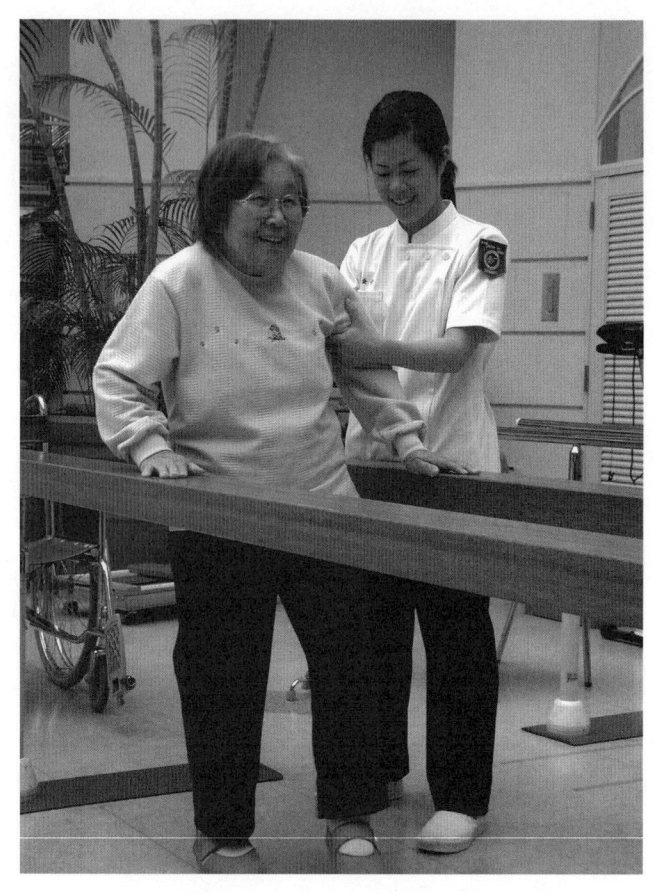

B：症例レポート

【はじめに】

本症例は平成2年に右の変形性股関節症で内反骨切り術を受けているが，今回は左の変形性股関節症に対し外反骨切り術の適応となった．ROM制限や筋力低下等の問題点を両側に有する．この症例に対し，退院後の生活を考慮しながら必要な評価を進め，問題点の抽出，治療プログラムの立案，施行を行った．

【症　例】

女性
昭和22年3月16日生まれ(53歳)
身長150.5 cm，体重53.0 kg，BMI 23.4

【診断名】

左変形性股関節症

【術　式】

左股関節外反骨切り術(H13.3.15)

【現病歴】

30年前より右股関節痛があり，H2から本院外来受診し，H2.11本院にて右股関節内反骨切り術施行．H4.5には，抜釘術施行．3年前(H10)より左股関節痛が生じ，今回，左股関節の手術目的にてH13.3.2入院となる．

＜理学療法経過＞

・H13.4.5 (術後；以降 P.O. 3w)　坐位開始．ベッド上リハビリテーション(以下リハ)開始．
・H13.4.12 (P.O. 4w)　車いす乗車開始．
・H13.4.13　リハ室でのリハ開始．
・H13.4.26 (P.O. 6w)　1/3PWB開始．
・H13.5.14 (P.O. 8w4d)　1/2PWB開始．
・H13.5.26 (P.O. 10w2d)　FWB開始．

【既往歴】

・H2.11 右変形性股関節症　内反骨切り術施行
・H4.5 右変形性股関節症　抜釘術施行

【個人的・社会的背景】

① 家族構成：本症例の母親の妹(80歳)と夫(53歳)との3人暮らし．娘家族は50mほど離れたところに在住．

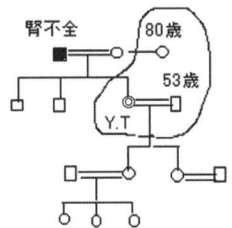

② 職業：主婦業・パートタイマー(8:30～17:00月～金．自宅から徒歩5分の場所．一日中，坐って顕微鏡を覗く仕事．18年間勤務している)

③ 趣味：書道(条幅)

④ 家屋構造：一戸建て(2階家)．寝室が2階にありベッドで寝ている．トイレは洋式．

【医学的情報】

＜術前の医師の方針＞ (H13.3.10)本症例は年齢も若く，骨切り術がよいと考える．将来的には人工股関節全置換術(total hip arthroplasty；以下THA)となる可能性もある．挿入するプレートは1年～1年半で抜釘予定．症状は半年から1年かけて改善していくものとみる．

＜術式＞　外反骨切り術(術日；H13.3.15)

手術記録：側臥位の肢位にて進入し，大転子と小転子を露出した．筋切開は行っていない．大転子から小転子へ2 cmの楔状に骨切りを施行した後，図のようにエガースプレート12 cmを中枢に3本，末梢に3本のピンで固定し，その周囲に骨切りした骨で骨移植を施行した．X線写真で関節裂隙狭小の改善も確認できた．

〔手術前 X-p〕…H13.3.6

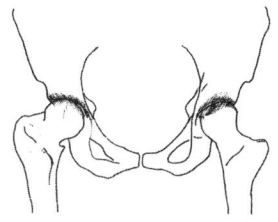

〔手術後 X-p〕…H13.4.12

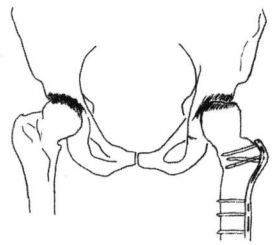

頸体角：術前 Rt.135 Lt.160, 術後 Rt.135 Lt.150

＜検査所見＞
・CRP：＜0.5 mg/dl …炎症所見問題なし(3/19, 23, 28)
・貧血の指標である赤血球数(RBC)：308×10^4/mm^3, ヘモグロビン(Hb) 9.4 g/dl, ヘマトクリット(Hct) 28.0％が基準値よりも低値を示しているが，緊急に治療を要するものではない．その他の血液検査結果は正常．

＜内服薬＞　ボルタレン(Voltaren)，インテバン(Inteban)…すべてアリール酢酸系抗炎症剤

＜医師の荷重計画＞　X線写真で確認しながら，2週間毎の荷重量アップを基本とする．

【評価】【問題点】【ゴール設定】【治療プログラム】【経過】については別表にまとめた．

【評　価】

	初期評価 (H13.4.13～26)	最終評価 (H13.4.26～現在)
JOA Hip Score	H13.3.6（術前のデータを記載） |	Pain	ROM	Gait	ADL	Total | |---|---|---|---|---|---| | Rt. | 40 | 10 | 10 | 15 | 75 | | Lt. | 40 | 10 | 10 | 11 | 71 |	H13.5.15 (1/2PWBであるために術前との比較はできない．今後全荷重になった時点での比較を行う) | | Pain | ROM | Gait | ADL | Total | |---|---|---|---|---|---| | Rt. | 40 | 17 | 5 | 9 | 71 | | Lt. | 30 | 15 | 5 | 6 | 56 |
病棟内 Barthel Index	70/100点：椅子とベッドの移乗に安全のための監視が必要．入浴も介助必要．階段昇降不可能．更衣に要部分介助（ズボンの着衣，靴下の着脱）．∴30点の減点．	90/100点：階段昇降に監視が必要．更衣は靴下の着脱のみ要部分介助．その他足趾の爪切りが不可能．∴10点の減点．
ROM	4/13 | | | Rt. | Lt. | |---|---|---|---| | Hip | SLR | 40 | <u>15</u> | | | Flex. | 55 | <u>50</u>〔60〕 | | | Ext. | 10 | 5〔0〕 | | | Abd. | 20 | <u>10</u>〔5〕 | | | Add. | 10 | 15〔15〕 | | | Ext-rot. | 20 | 20〔5〕 | | | Int-rot. | 15 | 15〔5〕 | | Knee | Flex. | 115 | <u>90</u>(110) | | | Ext. | 0 | 0 |	5/22 | | | Rt. | Lt. | |---|---|---|---| | Hip | SLR | 65 | 65 | | | Flex. | 85 | 75 | | | Ext. | 15 | 10 | | | Abd. | 40 | 35 | | | Add. | 10 | 10 | | | Ext-rot. | 20 | 25 | | | Int-rot. | 30 | 25 | | Knee | Flex. | 140 | 130 | | | Ext. | 0 | 0 |
	下線部は痛みが生じた角度．〔 〕：術前角度 足関節底背屈，外がえし，内がえし，足趾の屈伸は制限なし． ADL制限因子として大きい股関節屈曲角度の経過は下記経過のところでグラフに示した．	

筋力			4/13				5/15	
			Rt.	Lt.			Rt.	Lt.
	Trunk	Rectus Abdominis	4	4	Trunk	Rectus Abdominis	5	5
	Hip	Iliopsoas (flex.)	3	2	Hip	Iliopsoas (flex.)	3^+	3^-
		Gluteus maximus (ext.)	4	2		Gluteus maximus (ext.)	4	3^-
		Gluteus medius (abd.)	2	2		Gluteus medius (abd.)	2	2
		Adductors (add.)	3	3		Adductors (add.)	3	3
		Ext.Rotators (Ext-rot.)	—	—		Ext.Rotators (Ext-rot.)	4	3
		Int.Rotators (Int-rot.)	—	—		Int.Rotators (Int-rot.)	4	3
	Knee	Quadriceps (ext.)	4	4	Knee	Quadriceps (ext.)	4	4
		Hamstrings (flex.)	4	3		Hamstrings (flex.)	4	4^-
	MMT上大きな変化は，左の腸腰筋，股関節伸展筋である．下腿筋力は左右差なくMMT5．Hand Held Dynamometer (HHD)，Cybexにて筋力の経過を追った．下記経過のところにグラフで示した．							
	1RM (Knee. ext.)：Rt. 10 kg, Lt. 4 kg　(H13. 4. 26)				1RM：Rt. 15 kg, Lt. 6 kg　(H13. 5. 17)			
下肢長	術前下肢長差：左の1cm短縮				下肢長差：0cm (SMD 71.5cm)			
周径	大腿周径・下腿周径ともに左右差なし				大腿周径・下腿周径ともに左右差なし			
疼痛	創部と左大腿筋膜張筋起始部に圧痛．股関節外転時に内転筋群上部に伸張痛．膝屈曲時に大腿下位内側部に伸張痛．安静時痛なし				創部の圧痛は消失．股関節屈曲時に股関節内に鈍い音がなり，違和感と痛みを伴う．これは運動開始時に強く動かしていくと軽減する．股関節外転時には内転筋付着部(膝関節内側上部)に伸張痛．安静時痛なし．			

【問題点】

	初期での問題点 (NWB時期)	最終評価での問題点
Impairment level	#1 術後安静期間，NWB #2 両側股関節，膝関節のROM制限 #3 両側股関節周囲筋力，膝伸展筋力の低下 #4 左股関節周囲の運動時痛	#1 PWB #2 両股関節屈曲，左股関節外転・内旋制限 #3 両股関節周囲筋力，膝伸展筋力低下 #4 左股関節屈曲時股関節痛，違和感
Disability level	#5 移乗動作上肢の負担大 #6 ベッド上起居動作困難 #7 靴下，ズボンの着脱，入浴に介助が必要 #8 階段昇降不可能	#5 左靴下の着脱動作，両足趾の爪切り要介助 #6 階段昇降困難 (20cm以上の段差は不可能) #7 ベッド上起居動作負担大 #8 床への坐り込み，床からの立ち上がり不可能
Handicap level	#9 主婦業への復帰困難 #10 公共交通機関利用の制限 #11 和式トイレの使用困難→パートタイマーへの復帰困難	

【ゴール設定】

	初期評価でのゴール設定 (NWB時期)	最終評価でのゴール設定 (PWB〜)
短期ゴール (2〜3w後)	・右片脚立位，右片脚歩行の獲得 ・両側股関節ROM拡大	・靴下着脱の自立 (両側) ・階段昇降 (高さ18cm) の自立
長期ゴール (外来受診時)		・屋内外杖1本歩行自立 ・屋内外応用歩行の1本杖にて自立 (階段，坂道等) ・床からの立ち上がり ・身体アライメントの確認と調整 (二次的障害予防)

【治療プログラム】

NWB期（4/13〜4/25）	PWB〜（4/26〜）
ⅰ）ボールと紐を用いた股関節屈曲自動介助運動 ⅱ）股関節外転のプーリーエクササイズ ⅲ）腹臥位での自動介助運動による膝屈曲ROM訓練 ⅳ）平行棒内右片脚スクワット ⅴ）平行棒内片脚立位歩行訓練	ⅰ）ボールと紐を用いた股関節屈曲自動介助運動 ⅱ）股関節外転のプーリーエクササイズ 　（ⅰ，ⅱにはpassiveなROM訓練も組み込んだ） ⅲ）両下肢筋力トレーニング（MMT 3肢位での股関節屈筋・伸筋，重錘での膝伸転筋，チューブエクササイズでの股関節外転筋） ⅳ）荷重感覚訓練（体重計使用） ⅴ）歩行，階段昇降訓練（両松葉杖→片松葉杖→ロフストランド杖）

【経　過】

<股関節　屈曲・外転の角度変化>

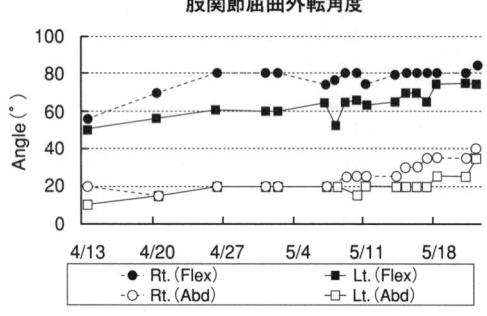

4月は自動介助運動にてROMを測定したが，5月に入り他動的にROMを測定した（痛みの変化より）．

<HHDによる膝伸展筋力変化>

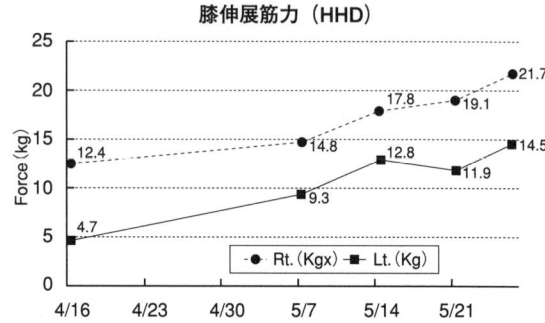

HHDの圧センサーは足関節内外果の高さとした．それぞれ3回ずつ計測し，最大値を採用．5秒間の等尺性収縮で膝伸展筋力を測定した．

<HHDによる股関節外転筋力変化>

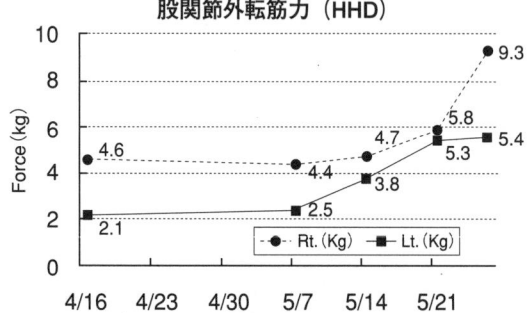

HHDの圧センサーは膝関節裂隙の高さとした．それぞれ3回ずつ計測し，最大値を採用．5秒間の等尺性収縮で股関節外転筋力を測定した．

<Cybexによる膝伸展筋力変化>

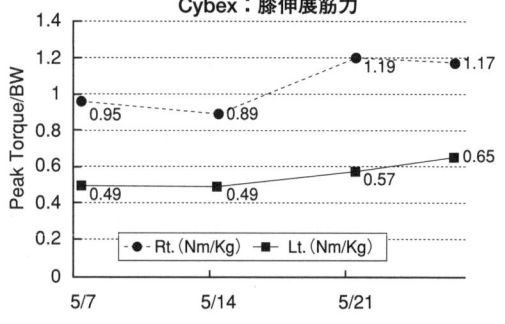

Cybexにて左右のピークトルクを測定した．グラフでは単位体重当りで示した．

＜ADL経過＞
・H13.4.13～25：車いす生活（自操可能）．
・H13.4.23：1/3 PWB 開始．両松葉杖歩行訓練開始．車いすでリハ室来室．
・H13.5. 1：リハ室内階段昇降訓練開始．
・H13.5. 7：両松葉杖歩行にてリハ室来室．病棟内歩行量増大．
・H13.5.10：右靴下着脱自立．
・H13.5.14：1/2 PWB 開始．杖なしでの両脚立位可能．
・H13.5.17：病院内階段（B1⇔1F）昇降訓練開始．
・H13.5.22：右足趾の爪切り自立．
・H13.5.26：FWB 開始．左靴下着脱自立．靴下エイド作成，使用開始．

【考　察】
　本症例は両側性の変形性股関節症を有しており，今回の主訴は，歩行時の左股関節痛である．H13.3.2に手術を受けるために入院し，H13.3.15左外反骨切り術を施行された．手術により関節裂隙狭小は改善され，今後その部分に関節軟骨が形成されていくのを待つ状態である．H2年に右股関節内反骨切り術を受けた際は同時に内転筋切離を受けたが，今回は術前に大腿内側面皮膚の状態が悪くなり，内転筋切離は受けられなかった．そのために，術後左股関節外転時での内転筋短縮による伸張痛が生じていたものと考える．
　医師の方針は，今回の手術後約10年はこの状態で日常生活を送り，60歳代になって再び痛みなどが強くなってきた段階でTHA施行を考えているとのことであった．PTとしては，股関節または他関節への負担軽減を考慮した日常生活動作獲得のためのリハを進めていく必要がある．このため，退院後の生活の中で，本症例は主婦であるということを考慮しても，ロフストランド杖1本の使用を継続すべきである．部分荷重開始以降，股関節などへの過負荷防止のために両松葉での歩行，階段昇降訓練を続け，片松葉，片ロフストランド杖での訓練は全荷重以降に導入する方がよいと考えた．
　本症例の要望は，「自分のことは自分でやれるようになりたい」であった．部分荷重開始初期の時点では介助を要する部分は左の靴下を履くこと，両足趾の爪切りであった．右の靴下着脱が可能となったのは，股関節屈曲80°，股関節内旋25°が獲得された時期で，ベッドに腰掛け体幹を右斜め前方へ倒し，股関節屈曲・内旋・膝関節屈曲して可能となった．左の靴下着脱も可能になるためには，左股関節屈曲・内旋角度のさらなる拡大が必要である．最終日に左靴下の着脱も可能となったが，痛みを伴っていた．そのため，靴下エイドなどの自助具を用いる工夫を取り入れてみた．これによって，快適に両側の靴下着脱が可能となり，本症例の満足度が高まった．ベッド上での寝返りや起き上がりは股関節屈曲角度の改善，下肢筋力の向上に伴って徐々にスムーズになってきた．しかし，依然として動作には時間と多大な努力を要するため，関節可動域拡大，下肢筋力増強のためのリハを継続する必要がある．
　本症例はリハに対し積極的であり，病棟においてもROM訓練や筋力トレーニングに取り組んでいる．また，松葉杖歩行となってからの運動量は増え，HHDで得られたように筋力増大がみられる．しかし，関節可動域の改善には時間がかかり，本症例自身，不安を抱えている．これに対しては，生理学上関節可動域の改善には時間が必要であることを説明するとともに，毎回関節可動域角度を測定し，グラフ作成によって視覚的に改善の様子をフィードバックするように努めた．また，関節の保護のために両松葉杖での歩行訓練，階段昇降訓練を全荷重開始まで継続することも説明し，了承を得た．また本症例は荷重感覚獲得が早く，部分荷重において荷重量オーバーとなる恐れはなかった．
　治療プログラムとしては，ADL改善のために必要なROM訓練と筋力トレーニングを個別に行うとともに，部分荷重開始以降は，両松葉杖での

歩行,階段昇降の実践的な訓練の中で関節可動域,筋力の増大を図った.本症例も実際に階段昇降を行うことで退院後の生活圏での階段や段差を想定して訓練することができ,現時点での,本症例自身の能力の把握にも役立った.また,目標設定が明確になり,訓練への取り組みもよくなった.

今後も順調に荷重計画が進み,全荷重後片松葉杖,片ロフストランド杖での屋内外歩行訓練,応用歩行訓練を経て退院できるものと考えている.しかし,退院後,和式生活を行うことは難しく,洋式生活を考えている.家屋構造は現病歴が長いため,さまざまな工夫がされており,問題はない.また,パートタイマー復帰に関しては,パートのトイレが和式であることのみが問題点として残っている.洋式トイレ設置の話が実現すればパートタイマーへの復帰は可能である.

だが,本症例はパートタイマーの復帰よりも主婦業を優先して考えている.また実際にパートタイマーの仕事よりも主婦業としての仕事で支障が出る部分が多い.たとえば,布団を干したり買物袋を持って歩いたりしなければならないからである.このような動作において,自助具や杖,カートなどの使用なども考えて,いかに股関節への負担を軽減し快適な生活が長く送れるかどうかを検討する必要がある.また,娘家族が近くに住んでおり頻繁に行き来があるので,本症例においては主婦業に対して心配はないとのことである.そのため,現時点では自分のことは自分でできるようにという要望が強くなっている.そして,私はその要望の達成は十分可能であると考えている.

【終わりに】

今回,本症例をリハ開始時から全荷重まで経過を追って担当した.問題点を把握し,それに対してアプローチする過程を実際に経験し,新たな問題点の発生や回復の速度を実感できた.関節可動域制限の改善の難しさと筋力増強の速さを本症例にいかにフィードバックしトレーニングへのモチベーションを高めるかが難しい点であった.また,痛みがある部分へいかにアプローチしていくかが今後の課題として残った.

最後に協力していただいた患者さん,ご指導いただいた先生方に心より感謝致します.

【参考文献】

1) 奥村信二:成人股関節疾患.臨床理学療法 8 (4): 39-57, 1982.
2) 糸数万正,松永隆信:大腿骨切り術 股関節の術後リハビリテーション③.臨床リハ 3 (4):319-321, 1994.
3) 加倉井周一,渡辺英夫:運動器疾患とリハビリテーション第2版.医歯薬出版,1997, 241-258.
4) 加倉井周一,渡辺英夫:運動器疾患とリハビリテーション第2版.医歯薬出版,1997, p248.
5) Andrews, A.W., Thomas, M.W., Bohannon, R.W.: Normative values of isometric muscle force measurements obtained with hand-held dynamometers. *Physical Therapy* 76 (3): 248-259, 1996.
6) 細田多穂,柳澤 健:理学療法ハンドブック第1巻.協同医書出版社,2000, 333-349, 391-414, 435-462.
7) 大渕修一,大渕恵理,竹村雅裕(訳):遠心性筋力トレーニング スポーツ障害後のリハビリテーションプログラム.医学書院,2000. (Mark Albert: Eccentric Muscle Training in Sports and Orthopaedics. 2nd ed. Churchill Livingstone, 1995)

解　　説

　実習の対象は11年前に右変形性股関節症で内反骨切り術を受けていたが、今回さらに左変形性股関節症に対して外反骨切り術を受け、術後のリハが処方された症例である。実習の主眼は退院後のQOLを高めるために治療プログラムを立案し施行することであった。

【はじめに】
　最初に症例の特徴を示し、この報告書の中で、報告する内容を概説している。

【症　例】
　症例の紹介、診断名、術式と区分して整理しているが、患者の主訴「歩行時の左股関節痛」、ニーズ「自分のことは自分でやりたい」、「パートと主婦業では主婦業を優先させたい」は抜けている。他の項目に入れてもよいが、一通りレポートをまとめたところで、チェックリストに沿って重要な情報が洩れていないか調べておく。
　診断名、術式の医学的側面の詳細は文献に委ねて簡略化を図っている。

【現病歴】
　30年前からの対側の股関節痛と整形外科的治療を時間経過を追って示している。この症例のように術後の経過が2カ月弱と短い場合には、このレポートのように理学療法の経過を現病歴と一緒にまとめた方が流れをとらえやすい。
　治療のステップがわかるように手術日からの経過日数（P.O.）を入れて日付が示されている。

【既往歴】
　反対側の変形性股関節症で内反骨切り術を受けている。現症との関係が深いので、現病歴とまとめてある。

【個人的・社会的背景】
　家族歴は、臨床診断学では遺伝関係をみる手がかりとして重視するが、リハでは家族構成と相互の役割の確認が重要である。このレポートでは遺伝的な関係は家系図を使って表現している。すでに亡くなっている家族がいる場合は、わかれば死因も記入しておく。
　長期的な視点で医療を行うリハでは、退院後の生活に深く関わる個人的・社会的背景が重要である。実習生の立場では、しばしば十分に情報が集められないので、指導者の協力が必要であるが、要約は実習生の仕事である。本症例では、特に深刻なプライバシーに立ち入ることなく聴取できる範囲内の情報をまとめている。しかし、退院後のきめ細かい生活指導を考えると、キーパーソン、夫の職業、どんな勤務先で、何のために顕微鏡を覗いているか、といった情報が必要になる。

【医学的情報】(他部門情報)
　術前の医師の計画から記述を始めているので、治療の展開の見通しがよい。手術記録、略図、検査所見、内服薬、術後の医師の治療計画も上手に整理されている。レポートに医師からの情報をどこまで取り入れるかは、実習指導者によって差がある。患者の治療を進めながら、そのために必要な情報をまとめていくという態度が大切であり、自分の興味や探究心が先立つと、時間の配分がうまくいかなくなる。
　治療にあたって、特に注意する操作など、リスク管理上で留意した点もここに書いておく。

【評　価】
　このレポートでは、初期評価と最終評価とを対比させて表示している。検査項目の選択、数値化できるデータの提示、共に良くまとまっている。さらに、数値だけでなく、数量化しにくい場合を適宜文章で補っている。このような表は、読者にわかりやすいだけでなく、作成者にとってもチェック項目の脱落を防ぐために有効である。すべての評価が一日でできないこともあるので、評価の日時は忘れずに入れる。回復が早い患者では、同じ日でも変化が出る。
　実習生のもつコンピューター技術の腕前を、このような機会に発揮することは好ましいことであ

るが，図や表をきれいに作成することに集中しすぎないようにする．実習の主眼は，あくまでも現場で患者や指導者と一緒に，できるだけ多くのことを体験することにある．

【問題点】

IDHのレベル別に問題点リストを示している．難しいとは思うが，初期と最終の問題点番号を統一し，問題点がアクティブ（継続している）か，解決済みかを同時に提示できるとよい．評価の解説では安静時痛と運動時痛を分けて示しているが，最終評価時の問題点に列挙した＃4では違和感という表現を使っている．ニュアンスはわかるが，問題点として取り上げるときには痛みに統一した方がよい．筆者にとって自明のことかも知れないが，日付を入れる習慣をつける．

【ゴール設定】

前項で列挙された個々の問題点とこの項で設定されたゴールとの関連がはっきりしていない．問題点につけられた番号を利用して対応をとるとよい．問題点としてあげられたものの背後には問題提起があるはずである．この枠の中で治療プログラムが立てられ，実施される．関節を長く使用していく，すなわち股関節の温存は長期ゴールとはならないか．

【治療プログラム】

対象が頻度の多い整形外科疾患であって，手術の術式と，対応するゴール，プログラムがすでに規格化されているためであろうか，比較的簡単に書かれている．しかし，学習の趣旨から言えば，行われた治療が再現できるように詳しく記述した方がよい．具体的には，場面を提示して，回数，頻度，難易度などを説明する．毎日の治療で開始から終了までの間の時間配分を示す方法もある．

【経　過】

治療プログラムの細目別に整理されている．ADLの変化は別に日誌形式で提示されている．誰でもできる作業ではないが，ROMと筋力の変化を示すグラフが入れられていて，改善の状況が一目でわかる点もよい．

股関節疾患に対する理学療法の目的は，機能障害レベルではROMと筋力の改善であるが，最終的には除痛とADLの改善である．そもそも患者が手術に踏み切る大きな理由はこの2点に集約される．このように考えると，筋力とROMのデータを経時的に示すことに成功したのであるから，これらの機能的な改善経過に加えてADLならびに関節の痛みの改善がどう変化したかを文章だけでなくグラフで示すことができれば，さらに良いレポートになったと思われる．機能改善が見られているのにADLの改善がないことが本来の問題点であって，これに対するアプローチが理学療法のアプローチでもっとも重要な点と思われる．

考察の中でもROMとADLの関係に触れているが，もう少し強調してもよかったのではなかろうか．

【考　察】

取り上げたい項目が多い場合でも，テーマを絞り，ぜひ表明したい自分の考えを実習中の経験を基に展開するとよい．このレポートでは第1のテーマとして患者の退院後のADLを考慮した治療方針を取り上げている．患者の状態，医師の方針，自分の考えが具体的に示されている．第2のテーマは患者の要望をどう満足させるかという問題である．その達成のために実習中の行ったこと，やるべきことがまとめてある．実習中に患者にどのようなプログラムを使い，どのような形で指導したかについても述べられている．治療の経過の項で取り上げてもよい内容もあるが，実習生の考察が随所に入っているので考察に置くのも一法である．

【終わりに】

実習で特に苦労した点，今後に残した課題，謝辞がまとめられている．

【参考・引用文献】

考察などの特定の個所で文献を参照した場合には，本文中に「上付き活字」で番号をつけ，文献との対応を明示する．

II.
大腿骨頸部外側骨折 CHS 術後の理学療法

A：レ ジ ュ メ

【症例紹介】
女性
初診時年齢：76歳
職業：無職
診断名：左大腿骨頸部外側骨折
主訴：左膝の疼痛(特に屈曲時)
ニーズ：歩きたい，家に帰りたい
合併症：骨粗鬆症(H4より)，狭心症(H10より)

【現病歴】
・H10.4.1　朝9：30頃自宅台所で転倒．夕方救急車にて当院来院．左股関節痛を訴え，X-pにて大腿骨頸部外側骨折と診断され，即日入院．
・H10.4.1 − 4.15　スピードトラック牽引
・H10.4.16　CHS(compression hip screw)による観血的骨接合術施行
・H10.4.17　ベッドアップ開始
・H10.4.21　CPM(continuous passive movement)開始，車いす使用開始
・H10.4.30　抜糸
・H10.5.1　CPM 中止
・H10.5.2　膀胱留置カテーテル抜去され，理学療法開始

【既往症】
左膝蓋骨骨折(50年前)，左上腕骨大結節骨折(H1.7，H2.2)，骨粗鬆症　Th12・L5圧迫骨折(H4.1)，変形性脊椎症(H5.1)，右大腿骨頸部外側骨折(CHS固定術施行)(H5.10)，肋骨骨折(H7.5)，変形性股関節症，変形性膝関節症(H9.10)

【個人的・社会的背景】
発症前 ADL レベル：屋外杖歩行自立，ADL すべて自立．2階建て一戸建て住宅に息子夫婦と孫の計4人同居．

【初回評価時状況(5.2)】
術後16日：無荷重．知的レベル正常，コミュニケーション良好．術創痂皮化にて状態良好．左股関節，膝関節有痛性屈曲制限あり(それぞれ90度，80度)．また，左足関節背屈にも若干の制限を認めた．左外側広筋部炎症徴候あり．左下肢筋力低下(MMT 1から3レベル)．右股関節周囲筋力にも若干の低下を認めた．移動は車いすで自立，歩行不可．トランスファー・起居動作自立だが，左下肢の自動運動不良で上肢，右下肢で介助して行っており，動作困難を呈した．トイレは車いすで自立．更衣は足趾に手を触れることが不可能であったため，靴下，靴の着脱不可能であったが，他は自立していた．

【治療プログラムおよび経過】
左下肢筋力増強訓練，左膝・股関節ROM訓練(MaitlandによるグレードIII，IVなど)より開始した．外側広筋部炎症にコールドパック施行．5.12より免荷立ち上がり訓練開始．5.14より部分荷重訓練開始．1/3PWB(partial weight bearing)からスタートし，1週ごとに荷重量増加し，5.21より1/2PWB．5.22より両手支持3動作歩行にて平行棒内歩行訓練開始．

【最終評価時状況(5.22)】

左膝・股関節屈曲可動域改善し（各110度），左下肢筋力も回復している（MMT3⁻から4⁻）。右下肢筋力は股関節伸展（3⁺）を除き，ほぼ正常（4から5）。左外側広筋部の炎症軽快し，腫脹は若干残るが，自発痛は消失，運動痛も軽度となった．動作時の左下肢自動運動増加し，上肢・右下肢の介助は見られなくなり，動作の円滑性回復．歩行は1/2PWB内での両上肢支持のそろえ足3動作歩行可能．

【考察】

術後の経過は良好．リハビリテーションに対する本人のモチベーションは高く，理解もよい．しかし，先を急ぎすぎ，現状では不可能だったり制限されている動作をしたがる傾向があった．そのため，患者に勝手な判断で行うと危険であること，状況に合った訓練を段階的に進めていくことを説明し，理解してもらう必要があった．

高齢者では，上肢の支持性やバランス能力の問題から荷重コントロールが不良で杖歩行の移行が困難であることがある．本症例でも荷重が増加するのを待ってから歩行訓練を進めるようにした．荷重量は1週ごとに増加し，それとともに歩行のレベルを上げた．1/2PWBで松葉杖歩行訓練，2/3PWBでロフストランド杖歩行訓練，全荷重でT字杖歩行訓練をそれぞれ開始した．どの段階においても立位荷重コントロールが良好であることを確認した後に歩行訓練を開始した．歩行レベルは，屋内杖なし歩行，屋外T字杖歩行自立を目標とし，長期ゴールはニーズでもある家庭復帰を目標とした．これらの目標は達成可能であると考えた．

[Maitlandの関節モビライゼーションのグレード]

グレード	運動範囲
グレードIモビライゼーション	可動域初期の狭い範囲で行われる小振幅の運動．
グレードIIモビライゼーション	関節可動域の中間（最大限界域には達しない）で行われる大振幅の運動． もし運動が可動域初期付近で行われていればII⁻，最終可動域には達しないが，その近くで行われるのであればII⁺と表現する．
グレードIIIモビライゼーション	関節可動域の限界に達するまで行われる大振幅の運動． もし運動が可動域の限界にこつこつあたるようであればIII⁺，軽くつつく程度であればIII⁻と表現する．
グレードIVモビライゼーション	最大可動域近くの狭い範囲で行われる小振幅の運動． グレードIIIと同様，運動の強度によってIV⁺あるいはIV⁻と表現する．

1) Maitland, G.D.: Peripheral Manipulation, 2nd ed, Butterworth, 1987.
2) Myers, R.S.: Saunders Manual of Physical Therapy Practice. Elsevier Science, 1995, p976.

B：症例レポート

【症例紹介】
76歳，女性，無職
診断名：左大腿骨頸部外側骨折
発症日：H10.4.1
合併症：骨粗鬆症(H4より)，狭心症(H10.4.6)
主訴：左膝の疼痛(特に屈曲時)
ニーズ：歩きたい，家に帰りたい

【現病歴】
・H10.4.1　朝9：30頃自宅台所で転倒．夕方救急車にて当院来院．左股関節痛を訴え，X-pにて大腿骨頸部外側骨折と診断され，即日入院．
・H10.4.1〜4.15　スピードトラック牽引
・H10.4.16　CHS(compression hip screw)による観血的骨接合術施行
・H10.4.17　ベッドアップ開始
・H10.4.21　CPM(continuous passive movement)開始，車いす使用開始
・H10.4.30　抜糸
・H10.5.1　CPM中止
・H10.5.2　膀胱留置カテーテルを抜去され，理学療法開始

【既往症】
50年ほど前，左膝蓋骨骨折(J大学病院で加療)．
・H1.7　左上腕骨大結節骨折
・H2.2　左上腕骨大結節骨折
・H4.1　骨粗鬆症による第12胸椎，第5腰椎圧迫骨折
・H5.1.12　変形性脊椎症，腰痛
・H5.10.2　右大腿骨頸部外側骨折(CHS固定術施行)
・H7.5　肋骨骨折
・H9.10　変形性股関節症，変形性膝関節症

その後左膝は何ともなかったが，去年の冬に骨折をしたあたりが痛み出した．一寸歩くと痛みのために歩けなくなるが，安静にしていれば回復．春になって，ほとんど痛みはなくなった．

【医学的情報】
(1) 画像診断所見：X-pで大腿骨頸部外側骨折，CHS固定(図1)．

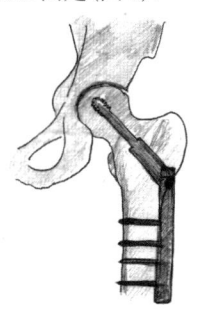

H10.4.27
Evans分類のTypeⅠ
displacement(−)
stable型 Group2
使用CHS 135度　4穴

図1　骨折部位と固定法

(2) 荷重について：骨癒合良好なため術後4週(以下W)より1/3PWB(partial weight bearing)を開始し，1Wごとに荷重量をあげていく．
5W：1/2PWB，6W：2/3PWB，7W：3/4PWB，8W：FWB(full weight bearing)

【個人的・社会的背景】
(1) 家族構成および家族歴(×：死亡)

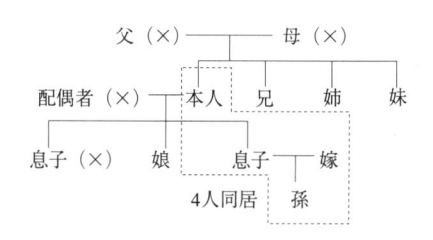

```
           父(×) ─┬─ 母(×)
                  │
配偶者(×)─本人　兄　姉　妹
    │
息子(×)　娘　息子─嫁
              4人同居　孫
```

孫は現在母方の祖母(在アメリカ)に預けている．

(2) 家屋構造および環境
住居：2階建て，居室：1階
生活様式：洋式トイレ，ベッド，テーブル，椅子での生活
2階にいく頻度：洗濯物干しなど1日数回

(3) 病前の1日の生活様式

5:30	6:00	7:00	9:00	12:00
起床	朝食	入浴	洗濯　テレビ	昼食
13:00		20:00		23:00
テレビ・昼寝		夕食		就寝

(4) 趣味・嗜好：テレビ鑑賞
(5) 発症前 ADL
・ADL はすべて自立．嫁はアメリカ出身のため生活習慣が異なっている．また，自分の妹の店を手伝うため平日は東京に行き，週末しか帰ってこないため，患者自身が家事全般を行っていた．
・屋外は杖歩行：外出は，散歩や，軽いものの買い物程度．大根は重くて持って歩けない．重いものの買い物は，息子が週末にまとめて行っていた．

【機能診断学的評価】 初期評価：5/2 − 7，最終評価 5/21 − 25

(1) コミュニケーション：良好，痴呆（−）
(2) 術創　清潔　痂皮化良好，自発痛（−），圧痛（＋）
(3) 周径（膝関節 5 度屈曲位）（単位：cm）

Rt.		測定日	Lt.	
5/22	5/7		5/7	5/22
31.5	31.0	膝蓋骨中央	33.5	31.7
31.0	30.9	5 cm 上部	34.3	32.2
32.2	33.0	10 cm 上部	37.2	34.3
35.8	35.6	15 cm 上部	40.5	38.6

＊5.7 左大腿部腫脹あり．
＊腫脹は改善しているが，左右差があり，左大腿部の腫脹は残存．

(4) 疼痛
① 初回評価時
・左股関節：自発痛，運動痛とも（−）
・左膝関節：自発痛，圧痛，運動痛（＋）
・疼痛部位：左膝上外側面から大腿にかけて（外側広筋部）．
　腫脹（＋＋），熱感（＋），硬結（＋＋）．これらの症状は術後に出現．他の身体部位：疼痛（−）
② 最終評価時
・左股関節：（−）
・左膝関節：自発痛，圧痛（−），膝関節屈曲可動域最終で疼痛（＋）．

膝窩外側部外側広筋部腫脹（＋），熱感（−），硬結（＋）であり，初期より改善している．

(5) 下肢長　（単位：cm）

Rt.		測定日	Lt.	
5.21	5.2		5.2	5.21
76.0	76.3	SMD	76.0	75.7
69.4	68.4	TMD	68.5	69.8

＊左右差なし
＊SMD（spina malleolar distance；棘果長）および TMD（trochanter malleolar distance；転子果長）の変動は測定誤差範囲と考える．

(6) ROM　（単位：度）

Rt.			測定日	Lt.		
5.19	5.15	5.2		5.2	5.15	5.19
120 /20	/20	115 /−	股関節 屈曲/伸展	90 /−	105 /10	110 /15
5 /45		5 /30	内旋/外旋	15 /25		20 /30
150 /5		150 /5	膝関節 屈曲/伸展	<u>65</u>/0 <u>80</u>/0	背臥位 端坐位	<u>110</u>/5
25 /60		20 /50	足関節 背屈/底屈	10 /60		20 /65

＊下線は疼痛による制限．
＊−は未測定（肢位がとれないため）
＊Patella の動きは右に比して左で不良（上下，左右方向とも）

(7) MMT

Rt.			測定日	Lt.		
5.22	5.13	4.22		4.22	5.13	5.22
4⁺		3	股 屈曲	2		3
4⁻	4⁻	2※	股 伸展	2※	3	3
4⁺	4	2	股 外転	2☆	3⁺	3⁺
4⁺	4⁻	2☆	股 内転	2⁻	3	3⁺
4⁻ 5		2※ 5	膝 屈曲/伸展	1 3⁻		3⁺ 4⁻
5 5		5 2⁺＊	足 背屈/底屈	3 2⁺＊		5⁻ 2⁺＊

※腹臥位がとれないため，それ以上計測不能．
☆左側臥位がとれないため，3 以上測定不能．
＊立位とれないため，徒手抵抗で測定．

(8) 動作分析

＜起き上がり＞（背臥位から端坐位へ）
次の相に分けて考える．
1相：背臥位（出発肢位）
2相：寝返り
3相：頭部・体幹をおこし，重心をあげ，下腿を下ろす段階
4相：端坐位になる段階

① 初回評価時（図2）　正常では2・3・4相が連続して起こり，円滑な動作となるが，すべての相の移り変わりが一連の動作とならず円滑ではない．特に3相では一度長坐位をとり，動作が2段階に分かれている．

② 最終評価時　初回評価時と比べ，1相，4相において，左下肢の上肢や右下肢の補助による移動が見られなくなり，左下肢は随意的に運動している．各相の移り変わりも円滑さを増し，一連の動作となっている．特に3相において体幹を起こしながら下腿を下ろすことが可能となっている．

＜端坐位からの立ち上がり＞
次の4相に分けて考える．
1相：体幹の前方移動から殿部離床まで
2相：体幹の伸展開始時まで
3相：股関節の伸展が終了するまで
4相：伸展が終了し，安定した立位になるまで

① 初回評価時（NWB）（図3）
1相：左右股関節屈曲90度，右膝関節屈曲90度，左膝関節屈曲70度で右足部を前方に出す．体幹の前屈はほとんど起こらず，頭は膝を越えない．重心線は右側にあり，平行棒を引くようにして殿部を離床させる．

2相：重心が後方に落ち，平行棒を引っ張る力で殿部離床を保つ．平行棒にぶら下がるような状態．重心がより右に移動する．

3相：重心が右から左に移動して中央へ戻り，平行棒を引くようにして股関節，膝関節を伸展させる．重心が上方移動するとき，一度立位での重

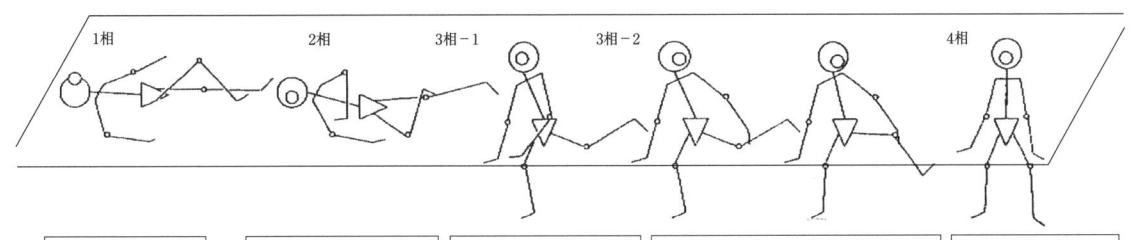

1相	2相	3相-1	3相-2	4相
背臥位 右膝関節屈曲 左膝関節伸展 右肘関節屈曲 右肩関節外転	右方向に寝返りする．右足首で左膝を引っかけて引き寄せる． ■考えられる原因：左下肢筋力低下	両手を体幹の右側につき，体幹を持ち上げ長坐位をとる．体幹を右に回旋しながら右下腿は台より下ろせるが，左下肢は台上に残り，左股関節外転内旋位となる． ■考えられる原因：左下肢筋力低下	重心は右に偏移し，右上肢は緊張して体幹を支えている．体幹は右後方に傾いている．左下腿上部を左上肢で持ち，股関節屈曲・内転しながら台の上を滑らせて前方に移動させる（図左）．左上肢で支えながら左股関節を外旋させ，下腿を前方に抜き，ベッドより下ろす（図右）．動作中左股関節・膝関節の屈曲はそれぞれ80度，60度前後程度までの動きしか見られない． ■考えられる原因：左下肢筋力低下（股関節内転筋，大腿四頭筋）・左股関節屈曲制限・左膝関節屈曲制限	端坐位保持 左膝関節屈曲60度前後で，左足部が右足部より前方にある．

図2　臥位から端坐位までの起き上がり（初回評価時）

心線を越えて前方移動してから戻っていく現象はなく，直線的に上方移動する．頭部の軌跡はほぼ直線をとる．

4相：中央にあった重心が再び右側に移り，立位をとる．右股関節は10度程度屈曲し，右足が前方に出ている．

問題点として以下の3点があげられる．
a）上肢の力に頼っており，下肢の力を効率よく使えていない．
b）患側への荷重（3相）
c）効率のよい立ち上がりパターンをとっていない．

② 最終評価時（1/2PWB）（図4）

1相：左股関節屈曲90度，右股関節屈曲90度，右膝関節屈曲110度，左膝関節屈曲90度で左足部を後方にひく．体幹の前屈が起こり，頭は膝を越える．重心線は右側にあり，平行棒を押すようにして殿部を離床させる．

2相：立位での重心線を越えて重心が前方に移動し，殿部離床を保つ．平行棒にはほとんど頼らず，ほぼ自力で姿勢を保つ．重心線が左に移動し，正中位に近づく．

3相：重心がより右から左に移動して正中位へ戻り平行棒を押すようにして股関節，膝関節を伸展させる．重心が上方移動するとき，一度立位での重心線を越えて前方移動してから戻っていく現象がみられ，頭部の軌跡は図のように円弧を描く．

4相：重心はほぼ正中位にある．右股関節は10度程度屈曲し右足が前方に出ているが，0度まで伸展させて右足部を後方へ戻し，左右の足をそろえ，立位をとる．

(9) ADL状況

① 初回評価時

移動：車いす，自立
移乗：自立
起き上がり・寝返り：自立
トイレ：車いすにて移動，自立
更衣：部分介助（靴・靴下全介助）
食事：自立

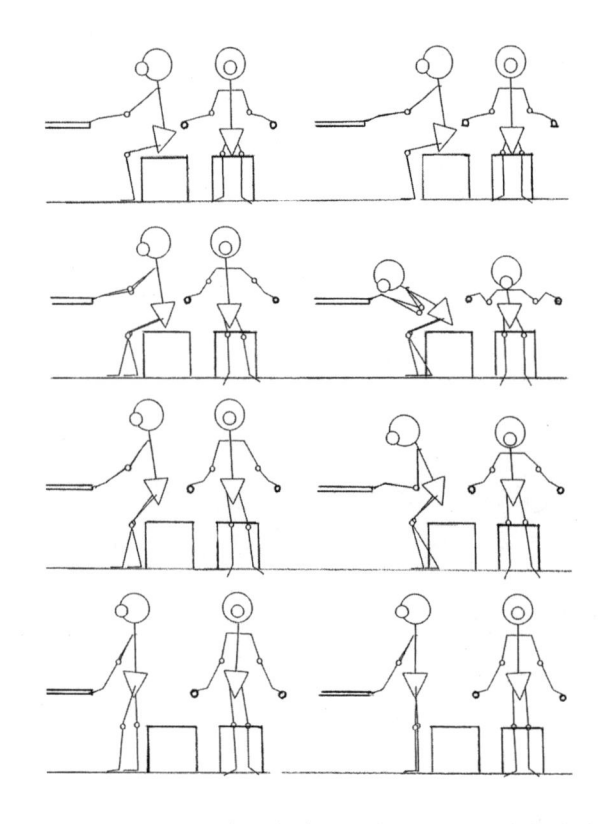

図3 台からの立ち上がり（初回評価時）　図4 台からの立ち上がり（最終評価時）

入浴：部分介助

② 最終評価時

移動：平行棒内両手支持3動作歩行可能
更衣：靴下，靴の着脱も自立
他の項目変化なし

(10) 感覚

① 初回評価時（図5）

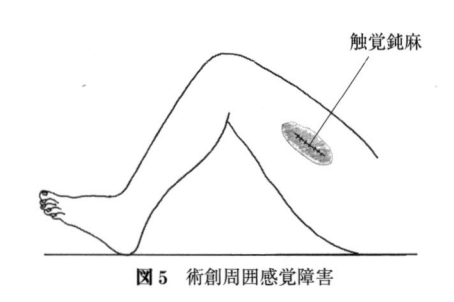

図5 術創周囲感覚障害

② 最終評価時　正常

【問題点】
(1) 初回評価時
Impairment level
#1 ROM制限
左膝関節屈曲・股関節屈曲・足関節背屈
#2 筋力低下
左股関節屈曲・(伸展)・(外転)・内転
右股関節屈曲・(伸展)・外転・(内転)
左膝関節屈曲・伸展
右膝関節(屈曲)
左足関節背屈・(底屈)
右足関節(背屈, 底屈)
( )は肢位がとれないため計測不能だが低下の可能性がある筋
#3 左大腿部炎症：膝関節運動時疼痛(特に膝屈曲時), 腫脹, 熱感
Disability level
#4 患側下肢が目的とする動作を上手に行えない
Handicap level
#5 自宅復帰不可能
(2) 最終評価時
Impairment level
#1 ROM制限
左膝関節屈曲
#2 筋力低下
左股関節屈曲・伸展・外転・内転
左膝関節屈曲・伸展
(左足関節底屈？)
Disability level
#3 歩行困難(左荷重制限による)
#4 動作困難(左下肢筋力低下, 可動域制限による)
Handicap level
#5 自宅復帰不可能
その他
#6 自己の回復状況を正しく認識できない

【治療目標(ゴール)】
(1) 初回評価時
短期ゴール：患側下肢筋力・可動域の改善, 動作の円滑性向上(荷重感覚の獲得)
長期ゴール：家庭復帰
(2) 最終評価時
短期ゴール：荷重制限歩行の獲得, 病棟内歩行獲得, 動作の円滑性向上
長期ゴール：家庭復帰

【治療プログラム】
(1) 初回評価時
＜ROM訓練＞　背臥位で行う
・股関節屈曲(右)：自動的および他動的に行う(Maitland法のGrade Ⅲ). 30秒×3回. 股関節拘縮は起こりにくいので基本的には自動で行う. 筋力低下のため最終可動域まで達しないときには, 愛護的に他動でも行う.
・股関節伸展(左右)：腹臥位がとれないため, Thomas肢位にて反対側の屈曲時に行う.
・股関節回旋(左)：愛護的に他動運動
・膝関節屈曲(左)：自動では疼痛が強いので, 他動的に行う.
・足関節背屈(左)：自動的に行う. 筋力強化をかねる. 10×3回
＜筋力強化＞　背臥位で行う
・股関節外転・内転(左右)：左自動介助, 右自動. 10回×2. 様子を見ながら介助量を決定する.
・股関節屈曲：左自動介助, 右自動. 10回×2. ＊ROMの「股関節屈曲」をかねる.
・SLR(股関節屈曲)：左下肢自動介助, 右下肢自動で行う. 10回×2
・三角マット使用背臥位Bridging. 自動介助. 5回×2　＊ROMの「股関節伸展」をかねる. 様子を見ながら介助量を決定する.
・足関節背屈：自動. ROMの「足関節背屈」をかねる.
＜基本動作訓練＞
・左免荷での立ち上がり訓練：下腿長より高目の

台，椅子より始める．足の位置，平行棒を持つ位置の指導．一連の動作をゆっくり行うことは，筋力訓練となる．
- 寝返り・起き上がり：上肢，右下肢での介助量を減らし，左下肢の自動性を高める．

＜寒冷療法＞　冷却による除痛効果を目的として行う．左膝に対してアイスパック(Ice pack)を15分行う．

(2) 最終評価時
＜ROM訓練＞
- 股関節屈曲(右)：背臥位にて他動的に行う(Grade Ⅲ)．30秒×3回
- 股関節伸展(左右)：側臥位にて他動運動
- 股関節回旋(左)：背臥位にて愛護的に他動運動
- 膝関節屈曲(左)：背臥位にて他動運動(Grade Ⅳ)

＜筋力強化＞　背臥位で行う
- 股関節外転・内転(左右)：背臥位にて弱いセラバンド(黄色)使用．10回×2
- SLR(股関節屈曲)：背臥位にて弱いセラバンド(黄色)使用．10回×2
- 股関節伸展：側臥位にて徒手抵抗．5回×2

＜立位・歩行訓練＞
- 立位訓練：静的場面での荷重コントロール訓練．歩行をいくつかの場面に区切っての動的荷重コントロール訓練
- 歩行訓練：立位訓練にて荷重コントロールを学習した後に行う．平行棒内両上肢支持にて3動作歩行(上肢→患側→健側)

【治療経過】
(1) ROM訓練
前述の機能評価の項で示した表のデータ参照．可動域はすべての関節で改善がみられている．
＜左股関節＞
屈曲：
- 5.6　自動運動および他動運動実施
- 5.15　自己他動屈曲追加：背臥位にて大腿を抱え，股関節を屈曲させる(膝関節軽度屈曲位)．
- 5.25　自動，自己他動運動を自主訓練とし，PTの実施は他動運動のみ

伸展：
- 5.6　Thomas肢位，Bridging実施
- 5.13　側臥位にての他動運動に変更

内外旋：
- 5.6　他動的に実施

＜左膝関節＞
- 5.6　他動運動実施．左外側広筋部に炎症徴候(＋)
- 5.13　屈曲時の外側広筋部疼痛低下．自動運動追加
- 5.15　屈曲時の疼痛部位は膝窩外側に限局
- 5.18　自動運動を自主訓練とし，PTの実施は他動運動のみ
- 5.19　自己他動屈曲を自主訓練として追加

＜左足関節＞
- 5.6　自動運動．ベッドサイドでの自主訓練項目とし，訓練室では可動域の確認をのみ実施．

(2) 筋力訓練
前述の機能評価の項で示した表のデータ参照．
＜股関節屈曲＞
- 5.6　背臥位にて右自動運動，左自動介助運動
- 5.15　左自動で5回可能．左も自動運動に変更

＜股関節内外転＞
- 5.6　背臥位にて右自動運動，左自動介助運動
- 5.6　右自動運動で5回可能．左徒手抵抗，右自動運動に変更
- 5.11　左右とも徒手抵抗
- 5.14　左の抵抗量が増加してきたため，ごく弱いセラバンド(タン)使用に変更
- 5.18　弱いセラバンド(黄色)に変更

＜SLR＞
- 5.6　右自動運動，左自動介助運動．左は自動では1回もできなかった
- 5.11　左自動1回可能
- 5.13　左自動3回可能
- 5.14　右ごく弱いセラバンド(タン)使用抵抗運動に変更

5.15　左自動5回可能．左も自動運動に変更
5.18　左自動7回可能．左右とも弱いセラバンド
　　　（黄色）使用抵抗運動に変更
＜股関節伸展＞
5. 6　Bridgingによる自動運動
5. 6　Bridging時に徒手抵抗を加える．
5.13　側臥位にての徒手抵抗運動に変更
（3）動作訓練
5. 6　起き上がり，寝返りなどの動作時に左下肢
　　　の運動を上肢・右下肢で介助していたため，
　　　その介助量を減らす動作訓練から開始
5.12　左免荷での立ち上がり訓練を開始
5.14　1/3PWB．立位荷重訓練．両手支持にての
　　　左片足の立位コントロール不良
5.21　1/2PWB．立位荷重コントロール良好
5.22　平行棒内両手支持3動作歩行開始．膝・股
　　　関節の疼痛（−）
5.25　平行棒内両手支持2動作歩行開始
（4）寒冷療法
5.11　実施後，膝関節屈曲角度が5度改善した
　　　（105→110）．不快感・寒気・疼痛増悪は
　　　みられなかった．
5.12　実施後著明な効果はみられず，また，熱感
　　　・疼痛などの急性炎症時の徴候が軽減して
　　　きていたため，寒冷療法の適応時期を過ぎ
　　　たと判断し，以後中止とした．

【考　察】

　現在術後5週目に入っており，立位荷重訓練で1/2PWBまで許可されている．経過は良好で可動域・筋力は順調に回復している．また，動作においても円滑性の向上，靴下・靴の着脱の自立などADLの改善もみられている．荷重量が増えていること自体も動作の容易化の一因となっている．

　現時点でのImpairment levelの問題点としては左膝関節有痛性屈曲制限，左下肢筋力低下があげられる．すでに左外側広筋部の炎症はかなり軽快し，これに基づく左膝関節屈曲時の疼痛はほぼ消失している．代わって，左膝関節屈曲時の疼痛は膝窩外側部に移っている．このことから，現在の左膝関節屈曲の制限因子は外側広筋部炎症による疼痛ではなく，膝関節自体の結合織性拘縮であると考え，ROM訓練は患側のみに行っている．

　股関節に関しては，右股関節の内旋が制限されているが，動作困難の原因となっていないため，現時点では特に問題としない．股関節と膝関節の屈曲は他動運動のみに変更した．これは自動運動と自己他動運動は病棟での自主訓練とし，訓練室では股関節内旋・外旋・伸展とともに他動運動のみ行い，歩行訓練にかける時間を多くするためである．股関節の屈曲/伸展は130/20度，外旋は30度，膝関節屈曲は130度を目標とする．これは足趾に触るために必要な可動域であると同時に，脚を組むために必要な可動域である．これらはADL上獲得しておくとよい機能であると考える．

　筋力の回復も順調であり，動作上の改善も見られているが，まだ十分ではない．筋力増強は現在すべて抵抗運動で行っている．単独の筋力強化訓練よりも立位・歩行などの動作を行う方が筋力増強効果は高いと報告されているので[5]，単独での筋力訓練はセラバンドを用いた股関節外転，SLR，徒手抵抗による股関節伸展のみとし，歩行訓練にかける時間を増やしている．

　Disability levelでの問題点は，動作困難と歩行困難である．動作は当初に比べると向上し，上肢・右下肢での介助はみられなくなっているが，完全に円滑な動作となっておらず，本人も左下肢が重たいと訴えている．ADLも靴下・靴の着脱も可能となったが，時間がかかり，やはり実用レベルではない．これも可動域制限および筋力低下の問題に起因すると考える．

　現在歩行は平行棒内両手支持の条件で3動作歩行まで可能であるが，スピード・安全性を考えると実用的ではなく，訓練室のみで歩行可の状態である．立位・歩行訓練の際，部分荷重は制限量が少ないときには超過し，高いときには下回る傾向

があり，また，荷重量が少ない場合には音声フィードバック装置なしでのコントロールが難しいとされている．装置がない場合の歩行訓練は危険である．そのため1/2PWBになるのを待った上で，体重計を用い，十分な学習を行った後に歩行訓練を開始した．

両松葉杖歩行は1/3PWB以上の部分荷重でコントロールが良好になるとされている．しかし，この症例は高齢な上に，上肢の支持力にも問題があるので，松葉杖歩行訓練開始を遅らせ，1/2PWBにて平行棒内での荷重制限歩行が可能になり，松葉杖での立位荷重コントロールが良好であることを確認してから松葉杖歩行訓練を開始するなど，状況を確認しながら一歩一歩，訓練を進めていく必要があると考えられた．

今ひとつの問題点として，本人の現状認識の甘さをあげたい．患者は，「もう歩いてもいい気がする」，「今月中には帰れそうな気がする」，「〇〇さんはもう歩いているのに」など，自己状況の認識不足が伺える発言を多発している．きちんと状況について説明しているにもかかわらず，このような発言をするのは，周囲の人たちが退院していくのをみて，自分だけ残っていることに対する焦りや，早く退院したいというニーズのあらわれであると考える．そのことから，病棟での活動時に許可されている範囲を越えた動作，たとえば左足の片足立ち，歩行などをしてしまう可能性がある．そのときに疼痛があれば危険性を認識できるが，現在左下肢の疼痛もほとんどないため，自分が禁忌をおかしていることを自覚できない．実際，訓練中に注意を払っているときの荷重コントロールは良好であるのに，病棟など訓練中以外の動作時に過荷重になっている傾向がある．したがって，病棟で，許可以上のことをすると転倒や再骨折の危険性があることをしっかりと認識させ，安全な歩行を獲得するまでは，できそうだと思っても訓練室以外で歩行しないこと，荷重量をしっかり守ることを十分指導する必要がある．また，他人と自分の状態を比較し，自分の回復が遅いと考えがちであるため，経過は良好なこと，しかし無理をするとかえって回復を遅らすことをしっかり説明し，理解させる必要がある．

初回評価時の短期ゴールはほとんど達成できた．次の段階の短期ゴールとしては，屋内歩行自立を目標として荷重制限内での歩行の獲得と，それに続いて病棟内歩行自立をあげた．全荷重で支持なしの立位で日常の動作や歩行が不可能では，家庭内での生活に必要な動作の安全性と実用性に欠けるため，屋内での杖なし歩行獲得を目標とする．屋外ではT字杖歩行が最適と考える．動作に関しては改善の余地が残り，現状のままでは長期ゴールを達成できないので，引き続き円滑性向上を短期ゴールとしてあげた．

長期ゴールは初回評価時に，患者の歩きたいというニーズに基づいて歩行の獲得，また退院に向けて家庭復帰をあげた．嫁がアメリカ生まれであり，生活習慣が異なるため，家事一般の一通りは患者が行わねばならず，また，昼間一人であるということから，身辺動作を自立させ，家庭内自立を目標としていたが，この長期ゴールはこのまま継続する．

最終評価時の経過は順調であり，本人のモチベーションも高いので，長期ゴールの達成は可能と考える．

【参考・引用文献】
1) 細田多穂ほか編：理学療法ハンドブック．協同医書出版社，1997.
2) 前田真治ほか：老人のリハビリテーション　第5版．医学書院，1996.
3) 嶋田智明ほか：物理療法マニュアル．医歯薬出版，1997.
4) 小林一成：筋力強化―その理論と実際．総合リハ 25：1263-1271，1997.
5) 石倉　隆：低活動状態患者における立位荷重位活動の重要性．総合リハ 25：461-464，1997.
6) 嶋田智明ほか：関節可動域傷害－その評価と理学療法・作業療法．メディカルプレス，1990.

解　説

　大腿骨頸部骨折治療の原則は手術療法であるが，術後の早期離床と機能回復のためのリハビリテーションが重要である．実習生は骨折の病態と骨折治療の概略を理解した上で実習に臨むことが必要である．また，実習中に治療と社会復帰を困難にする骨粗鬆症，高齢，全身疾患などの危険因子との関係にも眼を向ける．この症例レポートは実習生が臨床実習を初めて経験し提出した報告であるが，理学療法士（PT）の卵らしく動作分析の詳しい記述を中心にまとめてある．

【まえがき】

　このレポートでは省略されているが，項目を立てて，症例の特徴，治療にあたって重視した点，レポートで強調したい点を具体的に示しておく．

【症例の紹介】

　箇条書きの形式をとって，必要とされる項目を記載している．身長，体重は基本情報として記載する習慣をつける．合併症として狭心症があげられている．たとえ経過が順調でも，運動訓練の禁忌に密接に関係する合併症なので，適当な個所で今少しくわしく記述しておいた方がよい．主訴とニーズは患者の言葉であらわされている．医学の専門用語に書き換えると，かえって患者の実態が見えにくくなることがあるので注意が必要である．

【現病歴】

　日誌形式で，必要な情報を記載している．CHS（compression hip screw）や，CPM（continuous passive motion）といったリハビリテーションで頻用される略号を定義なしに使用することは，学生の症例レポートでは許される．使用する機会にその内容を復習しておくとよい．

【既往歴】

　高齢者なので経過が長い．この症例は6回も骨折を起こしているが，何か特別の理由があるのだろうか．原因は骨粗鬆症か，それとも環境が悪いのか．あるいは転倒の遠因として視野の問題，下肢機能の問題，バランスの問題があったのか．考察で触れたいテーマである．

【医学的情報】（他部門情報）

　画像診断（X-p）の情報を示して，術後の局所の状態，使用器材を紹介している．次いで担当医師が計画した荷重の増加予定を時間経過で示している．Evans分類や手術に関する参考文献を文末に付記した[1]．

【個人的・社会的背景】

　内容を細分し，家系図や，1日の時間表を使って詳しく示している．下肢の障害であるので，家屋構造や環境は重要である．退院後の生活の予測に役立つ発症前のADLも紹介されている．

【機能診断評価】

　評価項目を10項目に分け，個別に初期評価と最終評価とを対比させながら詳しく記述している．定量的評価が可能な機能特性は，数値を表にまとめて示している．動作分析は特に詳しく人形図を使って示され，患者の病態が手にとるようにわかる．簡単であるが，ADLについても評価がなされている．治療の自然な流れを追うのであれば，初期評価と分けて治療経過の後に最終評価をおく書き方もある．

　大腿骨頸部骨折は慢性疾患でもないし，麻痺を呈しているわけでもない．治療によって痛みや腫脹がとれ，関節可動域が改善すれば，動作分析で取り上げられた問題の多くは改善する可能性がある．したがって，機能的診断学的評価をみればその予後はある程度予測できる．理学療法の現場では，動作分析の情報がADLにどのくらい関連し，ADLの実際でどのくらい役に立つのかを明確にしておくことが重要で，ただ動作分析をしたというだけでは不十分である．患者は，椅子は高さが40cmのものを使用すると痛みが出ませんよとか，低い椅子から立つにはどのような動作で立つと楽であるとか，そういったアドバイスを期待し

ている．このレポートでも，このような視点からの考察が欲しかった．動作分析の結果を使い，患者に対してADL機能を最大限に発揮できるように指導できるのはPTだけである．たとえば，この患者が「一般の洋式トイレ（座面の高さ35センチ未満）に問題なく坐れますか」と聞いてきたとき，実習の結果を使って適切に答えられるだろうか．

【問題点】

初回評価時，最終評価時に分けた後，IDHの各層別に問題点を列挙している．関連ある事項は両評価時で同じ番号を与えてあるので，問題点の変化を見るときに便利である．このレポートでは，考察の項で主要な問題点を再度取り上げ，別な観点から論じている．

【治療目標（ゴール）】

疾患の性質上，比較的単純にまとめることができる．ここでは定性的にしか記述されていないが，数値であらわせる指標もある．

【治療プログラム】

問題点で整理したROM訓練，筋力強化，動作訓練の具体的な方法がカテゴリー別に示されている．症状の経過に応じて適宜変更されるが，ここでは，初回と最終評価時のプログラムが示されている．実習中の小修正は治療経過の項や考察の項で補っている．実習生として，ここまでまとめるのは大変な努力が必要であったであろう．

【治療経過】

ROM訓練，筋力強化，動作訓練と，前項で説明された治療プログラムにしたがってなされた治療内容が，障害部位ごとに日を追って示されている．訓練による患者の機能の変化が生き生きと伝わってくる．2日間だけであったが施行された寒冷療法の内容も付記されている．

【考　察】

内容を，この症例の治療上の問題点をどう考え，どう取り組んだかに絞り，詳細かつ具体的に論じている．まず問題点をImpairment levelとDisability levelで論じ，次いで荷重訓練の進め方を取り上げている．さらに患者自身の問題点とそれに対する対応法を論じ，最後にゴール設定とその達成予測で結んでいる．患者の病態，治療上の工夫，患者の経過，実習生の考えが，実習の流れに沿ってまとめられている．

【参考・引用文献】

利用した参考書の中から，特に重要と考えられたものを列挙してある．本文中の引用個所との対応がついていない文献が多いが，文献5のようにどの部分で使われたのか明示した方がよい．

■参考文献

1）陶山哲夫：運動麻痺と転倒，骨折．総合臨床 **51**(12)：3279-3287, 2002.

III.
右内頸動脈閉塞により左片麻痺を呈した一症例

A：レジュメ

【症　例】
男性，70歳
身長 168 cm，体重 65.8 kg，BMI 23.3
【診断名】
右内頸動脈閉塞
【障害名】
左片麻痺・左半側無視
【現病歴】
　H13.1.31 PM 8：30，入浴後体の不調，頭痛がおこり，左上下肢の動きにくさに気づいたので，救急車を要請して当院受診．保存的経過観察となった．H13.2.13 にベッドサイドでのリハビリテーション（以下，リハ）開始．H13.2.19 には訓練室でのリハが開始された．現在もリハ継続中で，今後，新たな梗塞を予防する意味でSTA-MCA吻合術（浅側頭－中大脳動脈吻合術）を検討している．
　＜理学療法経過＞
・H13.2.13　ベッドサイドリハ開始
・H13.2.19　訓練室でのリハ開始
・H13.3.15　長下肢装具（以下LLB）開始
・H13.4.12　短下肢装具（以下SLB）開始
【既往歴】
　50歳～：高血圧症（HT），糖尿病（DM），62歳～：ネフローゼ症候群，65歳：大腸ポリープ切除，両眼白内障
【個人的・社会的背景】
家族構成：妻，娘と3人暮らし
職業：無職，年金生活
趣味：庭いじり
家屋構造：一戸建て
【医学的情報】
　＜障害部位＞（H13.2.1）血管造影，CT検査などで右の運動野に梗塞巣，左右大脳半球に散在する多発性脳梗塞，左半球と橋に小さな梗塞巣，右内頸動脈の閉塞．（H13.3.15）右前頭葉から頭頂葉の広範囲の梗塞，左半球にも散在する多発性脳梗塞，前頭葉に脳萎縮（atrophy）．
　＜内服薬＞　入院前：カルデナリン・ノルバスク・エースコール・ベイスン・アダラート・プルセニド・タガメット．入院後：特になし．
【機能診断学的評価】SIAS 使用
　＜運動機能＞
　(1)　上肢近位：Brunnstrom stage II
　(2)　上肢遠位：Brunnstrom stage I
　(3)　下肢近位（股）：大腿にわずかな動きはあるが，足部は床から離れない．坐位，背臥位において屈曲共同運動は出現していない．しかし，背臥位での脚伸展は可能であり，伸展共同運動が出現している．
　(4)　下肢近位（膝）：膝関節に伸展運動があり，足部は床から離れるが，十分ではなく，体幹の後傾が強く背もたれが必要．
　＊Brunnstrom stage III
　＊上田のグレードIII-2

(5) 下肢遠位(foot pat test)：不能
＜筋緊張＞
(1) 上肢の筋緊張：左で中等度亢進
(2) 下肢の筋緊張：左で中等度亢進
(3) 上肢腱反射 U/E DTR(biceps)：左で亢進
(4) 下肢腱反射 L/E DTR(PTR)：左で亢進
＜感覚＞
(1) 上肢触覚：手掌…OT 担当
(2) 下肢触覚：足底 7/10・足背 5/10（右を 10）
(3) 上肢位置覚：手指 3/10
(4) 下肢位置覚：足趾 3/10
＜関節可動域・疼痛＞
(1) 上肢関節可動域…OT 担当
(2) 下肢関節可動域（下線部，疼痛出現）

		Rt.	Lt.
Hip	SLR	45	50
	Flexion	90	100
	Extension		
	Abduction	30	20
	Adduction	20	15
	Ext. Rotation	45	45
	Int. Rotation	30	20
Knee	Flexion	140	115
	Extension	0	0
Ankle	Dorsi. Flexion	5	15
	Plant. Flexion	55	55

(3) 疼痛：上肢の痛みがあり，肩手症候群の症状あり．また，肩の亜脱臼があり，亜脱臼防止の装具を使っている（OT より）．下肢の痛みは安静時にはないが，上記のように，関節を動かすと痛みが生じ，関節可動域の制限因子となっている．
＜体幹機能＞
(1) 垂直性：ベッド上端坐位自立．
(2) 腹筋：背臥位で，頭を持ち上げることはできる．しかし，起き上がりには介助が必要．
＜高次脳機能＞
(1) 半側空間無視（以下 USN）：ADL 上，車いす操作時に左側をぶつけることが多いなど USN の症状があらわれている．
(2) 言語：コミュニケーションには問題はない．

＜健側機能＞
(1) 握力：問題なし
(2) 健側大腿四頭筋力：問題なし

【動作分析的評価】
＜坐位姿勢＞ 左右対称に荷重し，安静坐位をとることができる．仙骨坐りもなく，意識して体幹を伸展することができる．右上肢を頭頂まで挙上し，計測したところ，20秒間静止できた．
＜立位姿勢＞ 平行棒内で，右手で平行棒をつかまり立位をとった．左肩甲帯が後退し，左下肢にはほとんど荷重せずに，立位をとる．LLB を装着しないときは，膝軽度屈曲，足関節底屈で，踵が床から離れてしまう．また左下肢が内転ぎみになる．LLB 装着により，膝が伸展され，踵を床につけて，左側への荷重量も増えた．
＜バランス＞
・端坐位での上肢のリーチ動作：体幹の回旋を使って，左右両側へ上肢を伸ばすことができていた．しかし，体幹の傾斜はほとんどせず，回旋で届く範囲でのリーチ動作であった．バランスを崩すことはなかった．
・端坐位で，右上肢20秒間の挙上：少し体の動揺は生じるものの，20秒間バランスを保つことができた．
・立位での頸部の回旋：平行棒内で，右で平行棒をつかまった立位にて，頸部を左右に回旋してもらった．左右とも同じだけ回旋することができた．
・立位バランス：平行棒につかまっていれば一人で立位をとることができるが，左側へ倒れそうになったり，ふらついたりすることがあり，監視もしくは軽介助が必要である．
・荷重度合い

	Rt.	Lt.
LLB なし	60 kg	5 kg
LLB あり	52 kg	14 kg

＜ passive walking ＞ LLB を装着し，四点支持杖を突いての passive walking[1] を訓練の一環として行っていたが，左下肢筋の収縮が生じてき

ためSLBに移行した（H13.4.12）．SLBでは膝折れの生じる可能性が高いため，平行棒内での訓練を行った．装具装着によって足関節の内反尖足は防止される．しかし，股関節の内転が強く，また体幹が前傾してきてしまうため，下肢の振り出しは困難であった．介助量は多いが，治療目的でのpassive walkingを行った．

【ADL評価(病棟内ADL)】

Barthel Index：30/100点

【問題点抽出】

Disease level

#1 右内頸動脈閉塞（保存的治療）・残存狭窄の存在
#2 高血圧，糖尿病，ネフローゼ症候群，白内障の合併

Impairment level

#3 左上下肢の随意性・分離性が乏しい．重度の左片麻痺
#4 非麻痺側筋力低下
#5 USNがある．
#6 左上下肢の関節位置覚が減弱している．
#7 疼痛(左上下肢に筋緊張亢進による運動時痛出現)

Disability level

#8 起居動作，移乗動作に重介助が必要．
#9 立位能力が低い．
#10 車いす自操が未熟．

Handicap level

#11 家族の負担(介助量)が多い．
#12 自宅復帰が困難．

【治療目標】

短期ゴール(転院までの)：
・上肢筋力，体幹筋力を増強し，起居動作(背臥位から坐位への起き上がり)で活用できるようにする．
・立位バランスの向上(左への荷重量の増大)
・安全な車いす駆動(片手片足駆動)の獲得

長期ゴール(自宅へ戻るまでの)：
・介助量を軽減しての自宅復帰

【治療プログラム】

① ROM拡大と痙性抑制のためのアプローチ
② 健側筋力の強化のためのアプローチ
③ 立位バランス向上のためのアプローチ(左への荷重量を増やす)
④ 起居動作の指導・訓練
⑤ 車いす駆動の指導・訓練

【考察】

＜評価に対して＞ 本症例は，左半側無視を呈しており，左運動麻痺，感覚障害も重度である．また，痙性が運動により亢進し，介助量は多い．今後，自宅へ帰った際に，介助，介護を行うのが68歳の妻と38歳の娘であることも考慮し，長期的ゴールを介助量の軽減と設定した．評価を進めていく中で，左の運動麻痺，感覚麻痺は大きいが，健側機能が保たれていることや，理解良好なことなどプラス面の評価も得られた．そこでプラス面を引き出していく治療プログラムを考え，短期ゴール，長期ゴールの達成を目標にリハを進めて行きたいと考えた．

＜予後を含め，治療・訓練に対して＞ 本症例は，発症後2カ月半たった現在も，左下肢の随意性が乏しく，感覚障害も重度である．また，立位バランスが不良で立位が自立していない．さらに年齢は70歳である．このような状態を，二木の脳卒中リハビリテーション患者の予後予測[2]と照らし合わせても，今回立てた車いす移動の獲得と，介助量の軽減という治療目標は妥当なものと考える．

【参考文献】

1) 網本 和, 杉本 諭ほか：高次脳機能障害を伴う重症片麻痺例に対する早期誘発歩行訓練の効果について．理学療法ジャーナル 26 (3)：205-209, 1992.
2) 二木 立：脳卒中リハビリテーション患者の早期自立度予測．リハビリテーション医学 19 (4)：201-223, 1982.

B：症例レポート

【はじめに】
　右内頸動脈閉塞により重度の左片麻痺，左半側無視を呈した症例を担当した．体も大きいため，介助量が多い．現時点での問題点を整理し，介助量軽減に向け治療計画を立案した．

【症　例】
男性，70歳
身長　168 cm，体重　65.8 kg，BMI　23.3
【診断名】
右内頸動脈閉塞
【障害名】
左片麻痺・左半側無視
【現病歴】
　H13.1.31 PM8：30，入浴後体の不調を感じ，頭痛が起きてきた．さらに左上下肢が動きにくいことに気づいたので，救急車を呼び当院を受診した．診察後，入院して経過を観察することになり，そのまま入院した．H13.2.13にベッドサイドでのリハビリテーション(以下，リハ)開始．H13.2.19には訓練室でのリハが開始され，継続中である．新たな梗塞が発症するのを予防するためにSTA-MCA吻合術(浅側頭−中大脳動脈吻合術)の適応について検討している．
　＜理学療法経過＞
・H13.2.13　ベッドサイドリハ開始
・H13.2.19　訓練室でのリハ開始
・H13.3.15　長下肢装具(以下LLB)開始
・H13.4.12　短下肢装具(以下SLB)開始
【既往歴】
・50歳〜：高血圧症(HT)，糖尿病(DM)を指摘される．
・62歳〜：ネフローゼ症候群
・65歳：大腸ポリープ切除
・両眼白内障で現在，点眼薬で加療中
【個人的・社会的背景】
①家族構成：妻，娘と3人暮らし
②職業：無職，年金生活
③趣味：庭いじり
④家屋構造：一戸建て．家屋改造の予定あり(手すりなど)．

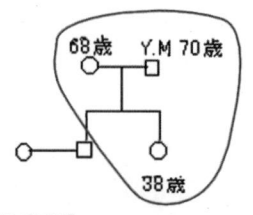

【医学的情報】
＜障害部位＞　脳血管造影(cerebral angiography)，CT，MRIより同定．

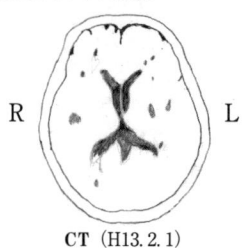

CT (H13.2.1)

・右の運動野に梗塞巣
・左右大脳半球に散在する多発性脳梗塞
・左半球と橋に小さな梗塞巣
・右内頸動脈の閉塞

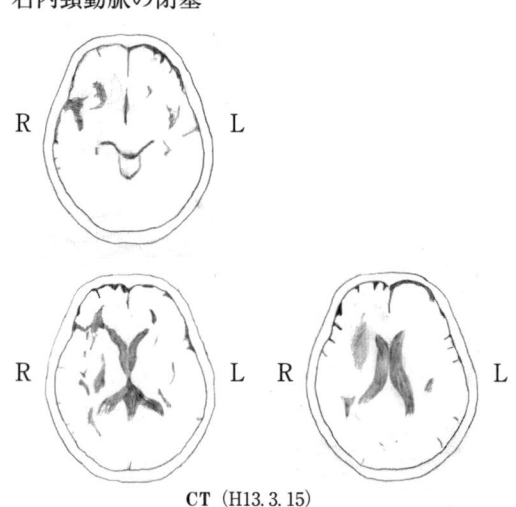

CT (H13.3.15)

・右前頭葉から頭頂葉の広範囲の梗塞
・左半球にも散在する多発性脳梗塞

・前頭葉に脳萎縮(atrophy)が見られる.

＜内服薬＞

入院前…カルデナリン(Cardenalin：降圧剤；α遮断剤)・ノルバスク(Norvasc：降圧剤；Ca拮抗剤)・エースコール(Acecol：降圧剤；ACE阻害剤)・ベイスン(Basen：食後過血糖改善剤)・アダラート(Adalat：降圧剤，狭心症治療薬；Ca拮抗剤)・プルセニド(Pursenid：大腸刺激性下剤)・タガメット(Tagamet：胃酸分泌抑制剤)

入院後…特になし．降圧剤も処方されていない．

＜血圧管理＞ 高血圧の既往があり，リハ開始時には収縮期血圧が200近くまで上がりリハ中止となることもあったが，担当医は脳梗塞であるため降圧剤の処方は行っていない．4月中旬に入り自然と血圧は落ち着いてきているが，血圧計測は継続し，リスク管理に努める．

【機能診断学的評価】

全体像を把握し，問題点抽出を行うために，SIAS(stroke impairment assessment set)の項目を軸として評価を進めていった．上肢機能の詳しい評価はOTが実施しているため，今回は下肢，体幹機能中心の評価を行った．

＜運動機能＞

(1) 上肢近位：肩のわずかな動きはあるが，手指が乳頭にとどかない(Brunnstrom stage Ⅱ)．

(2) 上肢遠位：まったく動かない(Brunnstrom stage Ⅰ)．

(3) 下肢近位(股)：大腿にわずかな動きはあるが，足部は床から離れない．坐位，背臥位において屈曲共同運動は出現していない．しかし，背臥位での脚伸展は可能であり，伸展共同運動が出現している．

(4) 下肢近位(膝)：膝関節に伸展運動があり，足部は床から離れるが，十分ではなく，体幹の後傾が強く背もたれが必要．

＊Brunnstrom stage Ⅲ

＊上田のグレードⅢ-2

(5) 下肢遠位(foot pat test)：不能

＜筋緊張＞

(1) 上肢の筋緊張：中等度亢進．全可動域にわたり，はっきりとした抵抗がある．

(2) 下肢の筋緊張：中等度亢進．全可動域にわたり，はっきりとした抵抗がある．

(3) 上肢腱反射 U/E DTR(biceps)：左で亢進

(4) 下肢腱反射 L/E DTR(PTR)：左で亢進

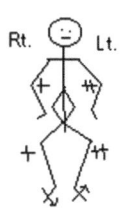

(Lt.Babinski +)

＜感覚＞

(1) 上肢触覚：手掌… OT担当

(2) 下肢触覚：足底7/10・足背5/10(右は鈍麻していなかったため，右を10とした)

(3) 上肢位置覚：手指3/10(右は鈍麻していなかったため，右を10とした)

(4) 下肢位置覚：足趾3/10(右は鈍麻していなかったため，右を10とした)

＊足関節，膝関節でも，関節の動きの方向がわからない．正答率も半分くらいである．深部感覚の低下が大きい．

＜関節可動域・疼痛＞

(1) 上肢関節可動域… OT担当

(2) 下肢関節可動域：左右ともに硬さが感じられ，特に，左の股関節外転，回内外内外旋，膝関節屈曲では痛みが生じた（下線部，疼痛出現）．

		Rt.	Lt.
Hip	SLR	45	50
	Flexion	90	100
	Extension		
	Abduction	30	20
	Adduction	20	15
	Ext. Rotation	45	45
	Int. Rotation	30	20
Knee	Flexion	140	115
	Extension	0	0
Ankle	Dorsi. Flexion	5	15
	Plant. Flexion	55	55

(3) 疼痛：上肢の痛みがあり，肩手症候群の症状あり．また，肩の亜脱臼があり，亜脱臼防止の装具を使っている（OTより）．下肢の痛みは安静時にはないが，上記のように，関節を動かすと痛みが生じ，関節可動域の制限因子となっている．

＜体幹機能＞

(1) 垂直性：ベッド上端坐位自立．仙骨坐りもなく，体幹を伸展させて前方をしっかり見ることができる．左右均等に体重の負荷ができている．

(2) 腹筋：背臥位で，頭を持ち上げることはできる．しかし，起き上がりには介助が必要．

＜高次脳機能＞

(1) 半側空間無視（以下USN）：線分二等分試験，線分抹消試験，ダブルデージー，二点発見試験等，USNの試験を実施（H13.4.12）．何度も行っているため，今回の試験ではUSNの程度は良くなっているように思われたが，USNの症状もみることはできた．OTによると，その日の集中力などにも左右されるとのことである．その他，ADL上，車いす操作時に左側をぶつけることが多いなどUSNの症状があらわれている．

(2) 言語：コミュニケーションには問題はない．看護カルテには，やや構音障害があると書かれていた．

＜健側機能＞

(1) 握力：平行棒をしっかりと握り，体幹をひきつけ立ちあがるだけの筋力は十分ある（実際に測定すべきであった）．

(2) 健側大腿四頭筋力：抵抗に打ち勝つことができる．MMT4．右下肢で立ちあがることができるだけの筋力は有している．

【動作分析的評価】

＜坐位姿勢＞　左右対称に荷重し，安静坐位をとることができる．仙骨坐りもなく，意識して体幹を伸展することができる．右上肢を頭頂まで挙上し，計測したところ，20秒間静止できた．

＜立位姿勢＞　平行棒内で右手で平行棒をつかまり立位をとった．左肩甲帯が後退し，左下肢にはほとんど荷重せずに立位をとる．左下肢はLLBを装着しないときは膝軽度屈曲，足関節底屈で，踵が床から離れてしまう．また内転筋の緊張が高いためか，左下肢が内転ぎみになる．LLB装着により膝が伸展され，踵を床につけて左側への荷重量も増えた．しかし，はさみ足左下肢内転はLLB装着時も改善されない．

＜バランス＞

・端坐位での上肢のリーチ動作：体幹の回旋を使って左右両側へ上肢を伸ばすことができていた．しかし体幹の傾斜はほとんど見られず，回旋で届く範囲でのリーチ動作であった．バランスを崩すことはなかった．

・端坐位で，右上肢20秒間の挙上：少し，体の動揺は生じるものの20秒間バランスを保つことができた．

・立位での頸部の回旋：平行棒内で，右で平行棒をつかまった立位にて，頸部を左右に回旋してもらった．左右とも同じだけ回旋することができた．

・立位バランス：平行棒につかまっていれば一人で立位をとることができるが，左側へ倒れそうになったり，ふらついたりすることがあり，監視もしくは軽介助が必要である．

・荷重度合い

	Rt.	Lt.
LLBなし	60 kg	5 kg
LLBあり	52 kg	14 kg

＜passive walking＞　LLB装着し，四点支持杖を突いてのpassive walking[3]を訓練の一環として行っていたが，左下肢筋の収縮が生じてきたためSLBに移行した（H13.4.12）．SLBでは膝折れの生じる可能性が高いため，平行棒内で訓練を行った．装具装着によって，足関節の内反尖足は防止される．しかし，股関節の内転が強く，下肢の振り出しは困難であった．また体幹が前傾してきてしまうので，介助量は多いが治療を目的としたpassive walkingを行った．

【ADL評価】(病棟内ADL)
Barthel Index：30/100点
　食事は自力で摂ることができるが，その他のADLにおいては介助が必要である．特に，起き上がりや移乗動作での介助量は多い．

【問題点抽出】
　Disease level
#1　右内頸動脈閉塞(保存的治療)・残存狭窄の存在
#2　高血圧，糖尿病，ネフローゼ症候群，白内障の合併
　Impairment level
#3　左上下肢の随意性・分離性が乏しい．重度の左片麻痺
#4　非麻痺側筋力低下
#5　USNがある．
#6　左上下肢の関節位置覚が減弱している．
#7　疼痛(左上下肢に筋緊張亢進による運動時痛出現)
　Disability level
#8　起居動作，移乗動作に重介助が必要．
#9　立位能力が低い．
#10　車いす自操が未熟．
　Handicap level
#11　家族の負担(介助量)が多い．
#12　自宅復帰が困難．

【治療目標】
　短期ゴール(転院までの)：
・上肢筋力，体幹筋力を増強し，起居動作(背臥位から坐位への起き上がり)で活用できるようにする．
・立位バランスの向上(左への荷重量の増大)
・安全な車いす駆動(片手片足駆動)の獲得
　長期ゴール(自宅へ戻るまでの)：
・介助量を軽減しての自宅復帰

【治療プログラム】
　① ROM拡大と痙性抑制のためのアプローチ
・下肢のROM訓練：ゆっくりとした伸張法により痙性を抑制し，ROM拡大につなげる．
・hold relaxの手技を用いたストレッチ(非麻痺側)：痙縮筋の拮抗筋が，最大収縮後に弛緩することを利用して，痙縮抑制とROM拡大につなげる．
・LLB装着でのpassive walking：膝伸展位，足関節底屈抑制位での荷重が可能となり，それによって膝関節，足関節のROM拡大をねらう．
　② 健側筋力の強化のためのアプローチ
・健側上肢の筋力アップ：上腕三頭筋の肘伸展，筋力増進により背臥位からの起き上がりの際の介助量軽減を図る．
・passive walking：健側下肢の動的能力をつける．また，これによって両側の支持性，バランス保持能力，随意性をつける．
　③ 立位バランス向上のためのアプローチ(左への荷重量を増やす)
・平行棒内起立訓練：起立後，すぐに坐るのではなく，バランスを養うために，立位をとる．患側に倒れやすい傾向(pusher syndrome)を出さないために平行棒をつかまずに，板の上に置くだけにしたり，立位で首の回旋を入れたりして，バランスを崩すような外乱刺激に対応できるような訓練を行う．
　④ 起居動作の指導・訓練
・背臥位からの起き上がりや，車いすとベッド間の移乗動作など，自己能力を最大限に使えるよう指導，訓練していく．これによって，介助量軽減につなげる．
　⑤ 車いす駆動の指導・訓練
・退院後も歩行自立は難しく，車いす生活になるものと思われる．また，左半側空間無視を呈することから，安全な片手片足での車いす駆動の訓練が必要だと考える．フットプレートの上げ下ろしや，ブレーキのかけ方などを含め，車いす操作の訓練を行う．

【考　察】

＜評価に対して＞　本症例は，高次脳機能障害として左半側無視を呈しており，左運動麻痺，感覚障害が強い．また，運動により痙性が高まり，現時点で介助量は多い．今後，自宅へ帰った際に，介助，介護を行うのが68歳の妻と38歳の娘であることを考慮し，長期ゴールを介助量の軽減と設定した．

評価を進めていく中で，左の運動麻痺，感覚障害は大きいが，健側筋力など健側機能が保たれていることや，理解が良好なことなどプラス面の評価も得られた．このようなプラス面を引き出して短期ゴール，長期ゴールの達成に結びつけていくような治療プログラムを作成し，リハを進めてゆきたい．

＜予後を含め，治療・訓練に対して＞　本症例は，発症後2カ月半たった現在も，左下肢の随意性が乏しく，感覚障害も重度である．また，立位バランスが不良で立位が自立していない．年齢は70歳である．このような状態を，二木の脳卒中リハビリテーション患者の予後予測の文献[4]と照らし合わせても，今回立てた車いす移動の獲得と，介助量の軽減という治療目標は妥当なものと考える．上肢機能に関しては，作業療法を受けており，今回は理学療法として下肢，体幹機能に焦点を当てた．

【終わりに】

今回は，4月9日～16日という期間で評価し，現時点での問題点を抽出し，ゴールの設定，治療プログラムの立案を行った．その間にも，坐位バランスなど，身体能力の向上が見られた．今後，STA-MCA吻合術（浅側頭－中大脳動脈吻合術）も検討されている．

【参考文献】

1) 田崎義昭，斎藤佳雄：ベッドサイドの神経の診かた 15版．南山堂，1994．
2) 前田真治：老人のリハビリテーション　5版．医学書院，1999．
3) 網本　和，杉本　諭ほか：高次脳機能障害を伴う重症片麻痺例に対する早期誘発歩行訓練の効果について．理学療法ジャーナル　26（3）：205-209，1992．
4) 二木　立：脳卒中リハビリテーション患者の早期自立度予測．リハビリテーション医学　19（4）：201-223，1982．
5) 近藤克則，大井通正：脳卒中リハビリテーション．医歯薬出版，2000．

解　説

　この症例レポートは，実習生が総合臨床実習に出てはじめて「右内頸動脈閉塞が原因で発症した左片麻痺，左半側無視」の患者を1週間受け持った記録である．実習指導者の指導と介助にしたがってだんだんと実習に慣れていく様子が読み取れる．ポイントも絞れており，特に治療プログラムを立てる際には，頑張って勉強をしていたということが伝わってくる．

　残念なのは，「起居動作・ADLの介助量軽減」が最大のポイントなのに，その部分の評価が不足していることである．また，レポートを読むと，感覚の低下とUSNの存在は起居動作能力を高める治療の阻害因子となっていたのではないかという印象がある．問題点にもあげられており，「高次脳機能」という項の評価のみでなく，PT側からの評価（たとえば坐位・立位・歩行の際の影響など）も記載されるともっと症例の障害像が伝わりやすくなると思われる．

　高次脳機能障害が家庭復帰を具体的に考える時期にも残存していた場合には，その影響を十分にふまえて自立できる動作・できない動作をしっかりと見極めなければならない．

　もし，このような症例に長期にわたって関わった場合はもう少し詳しく報告が書けるであろう．以降，項目別に解説を加えていく．

【はじめに】

　症例の説明，特記すべき特徴，この報告で特に重視したことを述べている．短い受け持ち期間に治療計画の立案を目標にしたことが明示され，その結果がレポートの後半で治療プログラムとして提示されている．

【症　例】

　【症例】から【現病歴】までの間で患者の病気に関する情報が示されればよいが，慣れるまでは，手引きにしたがってチェック項目を埋めていくと記入漏れが防げる．リハビリテーションでは，本人，あるいは介護者が何をもっとも不自由に感じているかを的確にとらえていることが重要であるが，このレポートではそれが曖昧である．

【現病歴】

　左上下肢の異常についてもっと詳しく，異常が生じてからどのように進行したかを書くとよい．初診時にどのような診断が与えられたかもわかれば参考になる．この症例では，発症後の治療の主要な部分を理学療法が占めている．したがって，現病歴の項の中で特別に理学療法の経過が箇条書きにまとめられている．一部の記述が現病歴と重複しているが，実習生にとって重要な情報なので，このように別項で整理しておいた方がよい．リスクに関する記載は，後述のリハ中の＜血圧管理＞の項にまとめてある．

【既往歴】

　年齢，高血圧，糖尿病と，脳血管障害の危険因子を多数もっている．リハビリに関連する因子として両眼白内障の存在も重要である．実際の障害とはなっていないと思われるが，糖尿病とあわせてリスクファクターとして言及しておいてもよい．

【個人的・社会的背景】

　このレポートでは家族歴は個人的社会的背景とまとめて箇条書きで示されているが，キーパーソン，本人，家族の要望についての情報が欲しい．プライバシーに密接に関わるので，指導者とよく連携をとりながら聴取しなければならない．

【医学的情報】

　指導者が，どのような形で，どこまで医学的情報を提示するかに依存するが，脳血管障害では脳のCT，MRI像は重要である．所見を要約し，必要に応じて脳所見のスケッチ像を追加する．2月1日と3月15日のCT，MRI所見が述べられているが，表現に違いがあり，比較しにくい．最終報告時には障害部位が縮小したのか，さらに明らかになった部位があるのか，症例にあらわれてい

る病状と一致するのかなど，前後を比較しながらまとめるとわかりやすい．

一面，精密な医学的診断にこだわりすぎると，実習に振り向ける時間がなくなってしまう．

投薬内容の整理はこの報告で見られる程度でよい．すなわち，薬品名，薬効，投与の目的となった障害，投与時期で整理しておく．血圧は，訓練中の休息・中止基準などリハの実際と関連させて記録できるとよい．

【機能診断学的評価】

機能別，部位別の評価にSIASを利用している．詳しくみると原法と変法が混在し，内容がアレンジされている．本症例報告では問題とならないが，今後症例間の比較をするときの項目の対応などを考えると原法に準じて評価し，変法を用いた箇所は別に情報を添付しておく方がよい．今回は実習の期間が短いので支障がないが，評価の日時は必ず明記しておく．筋緊張は四肢だけでなく，体幹もみておくことが望ましい．このレポートのようにOTの分担であっても，重要な所見は教えてもらい，要約を記入しておくと参考になる．「深部感覚の低下が大きい」というのは，評価から得た情報を分析し判断した結果なので，問題点と混ざっている印象を与える．肩手症候群に触れているが，重症度も付記しておきたい．亜脱臼防止の装具とはアームスリングのことであろうか．また，下肢痛の原因は痙縮による筋痛であろうか．

健側の握力は，数値だけあげられているよりは，このように実際の状況に則した記述があるとわかりやすいが，もし定量的に測定していたのなら実際の数値も付記しておく．

【動作分析的評価】

バランスの項目のところで，端坐位での上肢リーチ動作の内容が記載されている．この評価は坐位バランスの中でも，坐位から立位をとる（坐位の動的バランス）際の重要な情報である．本症例は重症度からみて，この動作が目標とするADLとなるので，詳しく触れておきたい．「体幹の回旋だけで届く範囲でのリーチ動作」であったということは，端坐位で左右および前方へ体重移動ができていないということになる．これは下肢にも十分体重移動がなされないということで，坐位から立位というトランスファー動作が介助なしではうまく行えないという判断になる．このことを考察でコメントしておくとよかった．同様に車いすの操作の評価もこの項で取り上げておきたい．できれば減点項目を記載するか，もしくは得点の低い場合は加点項目を記載すると，症例の状態がよりわかりやすい．

【問題点抽出】

問題点のあげ方は，わかりやすくまとまっている．このレポートの特徴は，手引きに示されたIDHの層の上位にDisease levelを置いて，リスク管理に対応させている点である．リスク管理は治療手段ではないが，治療計画設定に際して重要な因子である．筆者も，問題点の1番目に残存狭窄の問題，2番目にその他の合併症をあげてリスク管理を重視しているが，その根拠として【医学的情報】までの部分にもう少し詳しい記載が欲しかった．問題点の1・2番目にあがるということは，訓練を進めるうえでリスク管理が非常に難しかった，もしくは血圧コントロールがつかずに訓練を進める際に難渋した，そういう印象を受けた．このように，高血圧，糖尿病，ネフローゼ症候群の合併を，リハビリテーションの中でどう対処して行くかという問題は，担当医師などに相談しながら進めていく必要があり，実習の中で，どのようにチーム医療が行われているかを実際に体験できるよい機会だと思われる．

Impairment levelの問題として非麻痺側の筋力低下があげられているが，どの評価内容で問題となっているのか．評価の項との対応を考えながらレポートをまとめていくとよい．また，USNがあると述べているが，白内障による視野欠損との関係もみておきたい．

Handicap levelの問題点は，実習生にとって治療対策が立てにくい．問題点を明示しておいて対応できるものから処理するようにする．

【治療目標】

短期的な治療目標（短期ゴール）と長期的な治療目標（長期ゴール）に分けてまとめてある．本症例は高次脳機能障害を伴う重度の左側上下肢麻痺で，歩行自立はあまり期待できない．したがって家庭復帰でもっとも重要な条件は，トランスファー（端坐位から車いす，ベッドへの移乗動作）の獲得と考えられる．「介助量軽減」という漠然とした言葉ではなく，トランスファーの獲得を具体的な目標とした方がよい．このような目で見ると，トランスファーの評価がいま少し詳しくされているとよかった．介助量の軽減というのは一見うまい言葉ではあるが，患者・家族にとってこれほど曖昧な言葉はない．ADLの内容を限定して，具体的に示す工夫が望ましい．その結果，考察での議論も具体的に進めることができるようになる．

【治療プログラム】

治療目標を達成するための計画書がプログラムである．部位別，障害別に項目立てをして詳しく記載してあるのでわかりやすい．ただ，歩行訓練の目的はROM拡大のみではなく，全身運動による効果，下肢の支持性の向上など，さまざまだと考えられる．③で登場するpusher syndromeは頭頂葉性のバランス障害で，右脳の損傷者にずっと多く見られるといわれている．いったん患側へ傾いた身体を健側に立て直すことが困難なために，患側から支える介助者を押してくるような感じを与えることからこのような名前がある[1]．④の起居動作の指導・練習では「背臥位からの起き上がりや……」と記述しているが，どのような場面を設定し，何に注意をして指導にあたるのかを具体的に書くと完成度がさらに高まる．半側無視がある場合の動作指導についても触れているが，動作の両側性をどのように学習させていくのか．一方で，両側動作の学習が半側無視を軽減しないかなどチェックしてあれば，書いておくと参考になる．

【治療経過】

この報告では，観察期間が1週間であったことで，【治療経過】の項は省略され，治療経過，治療開始前後の比較は主として考察で論じられている．このように，実習が行われた状況によって取り上げる場所を適宜工夫することは構わない．しかし，治療プログラムを5項目にわたって具体的に示したのであるから，【治療経過】の項を用意して，それぞれに対して個別的に論じる方法もあった．慣れてきたら高血圧などのリスク因子の変化についても触れておくとよい．

【考　察】

患者が退院後にどう生活していくかという問題を中心に取り上げ論じている．本症例報告の視点がポジティブなデータ解釈であることが読んでいて印象的であった．これもできない，あれもできないという症例発表が少なくない中で，できることをどのように生かそうかとする姿勢は好感が持てるし，大事なことである．文献の引用にあたっては，ただ自分の考えを支持しているというだけでなく，誰がどう言っているのかまで触れておくことが必要である．

【終わりに】

実習生が実習期間に行ったこと，今後の患者の治療の見通しが示されている．

【参考・引用文献】

実習の内容が深まるにつれ，文献の性格も変化してくると考えられる．第1回目の実習であれば，リストに乗ったような文献から一般的知識を得ることが通常であろう．文献にあげられている「老人のリハビリテーション」は2003年に6版が出版された．

■参考文献

1) 福井圀彦，藤田　勉，宮坂元麿（編）：脳卒中最前線—急性期の診断からリハビリテーションまで　第2版．医歯薬出版，1994，p90，305．

IV.
左前頭葉脳梗塞により全失語を伴う右片麻痺を呈した一症例

A : レ ジ ュ メ

【症　例】
男性，53歳
身長157 cm，体重51 kg，BMI 20.7
【診断名】
#1　左前頭葉脳梗塞（椎骨動脈閉塞）
#2　出血性胃炎
#3　心臓弁膜症
【障害名】
右片麻痺・全失語
【現病歴】
　脳卒中発症の2週間くらい前より右半身にしびれを感じていた．H13.4.11朝仕事へ出掛けたが，仕事先で倒れ，失語が出現．一度自宅へ帰ったが，さらに意識が低下してきたのでS病院を受診．CT上所見がはっきりせず，同日，当院を紹介され搬送，そのまま入院となった．
　　＜理学療法経過＞
・H13.4.11　発症
・H13.4.17　ベッドサイドにてリハビリテーション（以下リハ）開始
・H13.4.23　訓練室にてリハ開始
・H13.5. 8　装具カンファレンス
・H13.5.10　装具（SHB）採型
・H13.5.13　S病院へ転院

【既往歴】
　H8.12 当院での内視鏡にて十二指腸潰瘍を指摘され，H10まで内服治療施行
【個人的・社会的背景】
① 家族構成：元妻，娘と3人暮らし
② 家屋構造：借家，家屋改造不可能
③ 援助者：元妻，息子
④ 職業：自営業（大工）…息子が主に経営
　　　　　障害年金受給不可能
⑤ 趣味：パチンコ
【医学的情報・他部門情報】
＜障害部位＞
　中大脳動脈領域の前頭葉前部から中心部にかけての梗塞
＜内科的治療＞
　入院後，脳梗塞，出血性胃炎，神経因性膀胱，血管炎に対して薬物療法を行っている．
＜OTより＞
　重度の全失語，顔面口腔失行，構音障害がある．それらに対して作業療法を施行．ADL指導（着替え，スプリントの装着など）も行っている．
＜ソーシャルワーカー（以下SW）より＞
　同居している元妻より，医療費と今後の生活の不安があるとの相談を受ける．また年金をかけておらず，障害年金受給不可能．経済面，社会保障制度の活用についてSWがフォローしている．
【機能診断学的評価】
　初期評価からの変化を含め，転院前の本症例の評価をSIASの流れに沿って示す．

＜運動機能＞
下肢：Brunnstrom stage
　　　Ⅱ（4/23）→Ⅲ（4/26）→Ⅳ（5/8）
上肢：Brunnstrom stage
　　　Ⅲ（4/26）
＜筋緊張＞
下肢：非麻痺側よりもやや弛緩状態
上肢：非麻痺側よりもやや弛緩状態
＜感覚＞
上下肢：全失語のため指示入力が困難で，感覚試験を行えない．
＜関節可動域（以下 ROM）・疼痛＞
下肢：ROM，疼痛ともに問題なし．
＜体幹機能＞
・垂直性：静的端坐位，平行棒内立位（手支持なし）ともに安定．
・腹筋：MMT5（起き上がり自立）
＜高次脳機能＞
・視空間認知：問題なし
・言語：重度の全失語（OT より）…簡単な指示なら理解可能．ボディーランゲージとともに繰り返しの説明で理解可能．
＜筋力（Cybex）＞

Date		H13. 4. 27	H13. 5. 13
角速度		60°/sec	60°/sec
膝伸展筋力	Lt.	0.96 Nm/kg	1.25 Nm/kg
	Rt.	0.08 Nm/kg	0.51 Nm/kg

【動作分析的評価・ADL 評価】
＜病棟内 ADL＞
Barthel Index：25/100 点（4/28）
＜坐位姿勢・坐位バランス＞
リハ室訓練当初から問題なし．
＜立位姿勢・立位バランス＞
・平行棒内手放し立位：5秒（4/28）→1分以上可能（5/9）．荷重具合は下表の通り．

Date		Rt.	Lt.
H13. 4. 28	手放し立位	15 kg	35 kg
H13. 5. 9	〃	25 kg	25 kg
〃	スクワット最下位点	18 kg	30 kg

・重心動揺（Gravicorder GS-3000）H. 13. 5. 11
右最大荷重時と左最大荷重時の重心動揺
正中位静止立位時の重心動揺（20秒，開眼）
（動揺中心変位：26.1mm/s…40～59 歳健常男性の平均：12.3 ± 3.0 mm/s）
＜起居動作＞　監視～自立（5/9 現在）
車いすからベッドへの移乗動作も監視レベルで実行可能．背臥位⇔坐位動作は自立．寝返りも両方向へ可能．麻痺側への注意集中も可能である．
＜歩行＞
・5/1：介助歩行連続 12 m
・5/9 現在：監視（～軽介助）にて連続 50 m 歩行可能（仮 SHB，四点支持杖使用）
　＊10 m 歩行スピード　29 秒（30 歩）（監視レベル）
　＊歩容…右下肢外旋，足部外転．麻痺側股関節，膝関節は遊脚期に軽度屈曲可能．麻痺側足尖部の引きずりは改善傾向にあるが，歩行距離が伸びると足尖部の引きずり歩行が生じる．麻痺側膝のロッキングは 5～10°の背屈角度をつけた SHB にてコントロール可能．現在，SHB の完成を待つ．
＜運動耐久性＞　StrengthErgo

Date	H13. 5. 2
運動モード	アイソパワー制御（負荷試験）
最大負荷	26.5w
運動時間	2.7分
最大トルク(Nm)	Rt.7.3/Lt.29.3
最大心拍数	90回/分
運動終了時血圧	110/60

【初期評価時（4/26～28）の問題点】
Impairment level
#1　全失語
#2　右片麻痺
#3　左非麻痺側下肢筋力の低下
#4　運動耐久性の低下
Disability level
#5　指示入力困難
#6　起居動作要軽介助
#7　歩行能力低下（麻痺側の膝折れと膝ロッキング，足尖部の引きずり）

#8　運動継続可能時間の短縮
　　Handicap level
#9　職業復帰困難(大工)
#10　コミュニケーション能力低下

【初期評価時のゴール設定】
短期ゴール(発症後4wまでに)：
・車いす⇔ベッドの移乗動作の自立
・平行棒内歩行監視レベル
・StrengthErgoを使用して10分間の運動訓練可能
長期ゴール(退院までに)：
・歩行自立(屋内・屋外)
・職業復帰(転職を含め)

【初期評価時の問題点に対するアプローチ】
(1)　起居動作トレーニング
(2)　非麻痺側大腿四頭筋筋力増強(スクワット)
(3)　SHBの作成
(4)　SHBでの平行棒内歩行トレーニング
(5)　StrengthErgoでのサイクルトレーニング
　　(HR 78～86, 目標運動時間 10分)
(6)　杖(四点支持杖)のつき方の指導と練習
(7)　平行棒外歩行トレーニング

【5/14の時点での問題点】
Impairment level
#1　全失語
#2　右片麻痺
#3　左非麻痺側下肢筋力の低下
#4　運動耐久性の低下
Disability level
#5　屋内歩行軽介助～監視レベル
#6　屋内応用歩行の未獲得
#7　複雑な指示入力困難
#8　意志伝達困難
#9　運動継続時間の短縮
　　Handicap level
#10　職業復帰(大工)困難
#11　コミュニケーション能力低下

【再ゴール設定】
短期ゴール(転院前まで)：
・屋内平地歩行自立
・屋内応用歩行軽介助レベル(階段昇降)
長期ゴール(退院まで)：
・歩行自立(屋内・屋外)
・ADL動作自立
・職業復帰(転職を含め)

【再評価, ゴール設定に対するアプローチ】
(1)　下肢筋力トレーニング
(2)　平行棒外歩行トレーニング
(3)　屋内応用歩行トレーニング

【考　察】
　重度の全失語が続く本症例は，コミュニケーションはジェスチャーを併用して行っているが，本人の希望や要望の表出は難しい．
　今回言語療法が行える病院への転院が決定された．この全失語の予後が今後の復職，転職の鍵となってくるものと考えている．
　一方，身体機能に関しては，短期間で麻痺のレベルが改善し，筋力向上とともに起居動作能力や歩行能力も上がってきて，転院時それらは監視レベルから自立レベルにあった．
　本症例は借家住まいである上に家が狭く，自宅での生活を家族は心配している．しかし，現在でも屋内歩行自立が可能な段階にあり，今後，階段昇降などの応用歩行，応用動作を訓練していけば，家屋改造を行わなくとも自宅での生活は可能であると考えられた．また，OTより更衣動作なども自立の方向へ改善しているとのことであり，身辺動作も自立するものと考えられた．
　本症例は年齢も若く，発症後1カ月で下肢Brunnstrom stage Ⅳであり，屋外歩行自立まで達成されるものと考えている[1]．しかし社会復帰面から考察すると，本症例は大工であり，発症前と同じ職業への復帰は難しい．SWを中心に，家族を交じえて社会復帰への対策を立てることが必要である．

【参考文献】
1)　二木　立：脳卒中リハビリテーション患者の早期自立度予測．リハビリテーション医学　**19**(4)：201-223, 1982.

B：症例レポート

【はじめに】

症例は左前頭葉脳梗塞により発症した右片麻痺患者である．発症直後から重度の全失語を合併していた．この症例について評価，プログラムの立案を行い，リハビリテーション訓練を実施した．急性期に著しい身体機能の回復がみられたが，失語症によるコミュニケーション能力の低下，運動耐容能の低下が続いているので，発症前の大工という職業に戻るのは難しいと考えられる．2週間強という短期間の実習であったが，治療経過と考察を加えて報告する．

【症　例】

男性，53歳
身長157 cm，体重51 kg，BMI 20.7

【診断名】

#1　左前頭葉脳梗塞(椎骨動脈閉塞)
#2　出血性胃炎
#3　心臓弁膜症

【障害名】

右片麻痺・全失語

【現病歴】

脳卒中発症の2週間くらい前から右半身にしびれを感じていた．H13.4.11 朝仕事へ出掛けたが，仕事先で倒れ，失語が認められた．一度自宅へ帰ったが，さらに意識が低下してきたのでS病院を受診し，CT検査などを受けた．所見がはっきりせず，同日，精査加療のため本院を紹介され，入院した．

＜理学療法経過＞
・H13.4.11　発症
・H13.4.17　ベッドサイドにてリハビリテーション（以下リハ）開始
・H13.4.23　訓練室にてリハ開始
・H13.5.8　装具カンファレンス
・H13.5.10　装具(SHB；shoe horn brace)採型
・H13.5.13　S病院へ転院

【既往歴】

H8.12　当院での内視鏡検査で十二指腸潰瘍を指摘され，H10まで内服治療施行．

【個人的・社会的背景】

① 家族構成：元妻，娘と3人暮らし

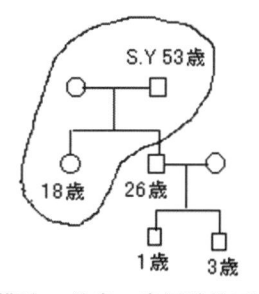

② 家屋構造：借家，家屋改造不可能
③ 援助者：元妻，息子
④ 職業：自営業(大工)…息子が主に経営
　　　　障害年金受給不可能
⑤ 趣味：パチンコ

【医学的情報・他部門情報】

＜障害部位＞

中大脳動脈領域の左前頭葉前部から中心部にかけての梗塞

＜内科的治療＞

脳梗塞
出血性胃炎
神経因性膀胱
血管炎(angitis)

・H13.4.11～12　補液＋ノバスタン(Novastan：抗血栓薬；抗トロンビン薬)＋ニコリン(Nicholin：脳代謝改善薬)
・H13.4.13～17　ノバスタン＋ニコリン
・H13.4.13　胃出血予防のためガスター(Gaster：抗胃潰瘍薬；ヒスタミンH_2受容体拮抗薬)
・H13.4.19～　導尿開始＋ハルナール(Harnal：排尿障害治療薬)
・H13.4.20～　メトリジン(Metligine：昇圧剤；非カテコラミン系)開始

・H13.4.20～22　血管炎に対してステロイド・パルス療法

＜OTより＞

重度の全失語，顔面口腔失行，構音障害がある．それらに対して作業療法，ADL指導（着替え，スプリントの装着など）を施行．

＜ソーシャルワーカー（以下SW）より＞

同居している元妻より，医療費と今後の生活の不安があるとの相談を受ける．また年金をかけておらず，障害年金受給不可能．入院中，経済面，社会保障制度の活用についてSWがフォローしている．

【機能診断学的評価】

初期評価からの変化を含めて，転院前の本症例の評価をSIAS (stroke impairment assessment set)の流れに沿って示す．

＜運動機能＞

下肢：Brunnstrom stage
　　Ⅱ(4/23)→Ⅲ(4/26)→Ⅳ(5/8)
現在，椅子坐位にて股関節屈曲，膝伸展，足関節背屈が可能．

上肢：Brunnstrom stage
　　Ⅲ(4/26)

＜筋緊張＞

下肢：非麻痺側よりもやや弛緩状態
上肢：非麻痺側よりもやや弛緩状態

＜感覚＞

上下肢：全失語のため指示入力が困難で，感覚試験を行えない．

＜関節可動域（以下ROM）・疼痛＞

下肢：ROM，疼痛ともに問題なし．両側とも柔軟性高い．

＜体幹機能＞

・垂直性：静的端坐位，平行棒内立位（手支持なし）ともに安定．
・腹筋：MMT 5（起き上がり自立）

＜高次脳機能＞

・視空間認知：問題なし

・言語：全失語…簡単な指示なら理解可能．ボディーランゲージとともに繰り返しの説明で理解可能．

＜筋力(Cybex)＞

Date		H13.4.27	H13.5.13
角速度		60°/sec	60°/sec
膝伸展筋力	Lt.	0.96 Nm/kg	1.25 Nm/kg
	Rt.	0.08 Nm/kg	0.51 Nm/kg

【動作分析的評価・ADL評価】

＜病棟内ADL＞

Barthel Index：25/100点(4/28)

＜坐位姿勢・坐位バランス＞

リハ室訓練当初から問題なし．麻痺側への注意はよくなった．

＜立位姿勢・立位バランス＞

・平行棒内手放し立位：5秒(4/28)→1分以上可能(5/9)．荷重具合は下表の通り．

Date		Rt.	Lt.
H13.4.28	手放し立位	15 kg	35 kg
H13.5.9	〃	25 kg	25 kg
	スクワット最下位点	18 kg	30 kg

・重心動揺(Gravicorder GS-3000)　H.13.5.11
右最大荷重時と左最大荷重時の重心動揺

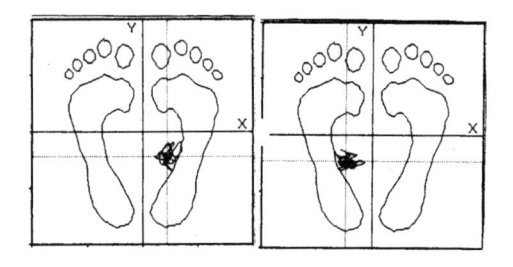

正中位静止立位時の重心動揺(20秒，開眼)

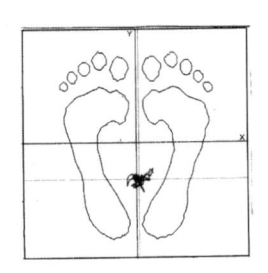

（動揺中心変位：26.1mm/s…40～59歳健常男性の平均：12.3±3.0mm/s）

＜起居動作＞ 監視～自立（5/9現在）

車いすからベッドへの移乗動作も監視レベルで実行可能．背臥位⇔坐位動作は自立．寝返りも両方向へ可能．麻痺側への注意集中も可能である．

＜歩行＞

・5/1：25m×0.5介助歩行
・5/9現在：25m×2監視（～軽介助）にて歩行可能（仮SHB，四点支持杖使用）

＊10m歩行スピード29秒（30歩）（監視レベル）

＊歩容…右下肢外旋，足部外転．麻痺側股関節，膝関節は遊脚期に軽度屈曲可能．麻痺側足尖部の引きずりは改善傾向にあるが，歩行距離が伸びてくると足尖部の引きずり歩行が生じる．麻痺側膝のロッキングは5～10°の背屈角度をつけたSHBにてコントロール可能．現在，SHBの完成を待つ．

＜耐久性＞ StrengthErgoによる訓練

Date	H13. 5. 2
運動モード	アイソパワー制御（負荷試験）
最大負荷	26.5w
運動時間	2.7分
最大トルク(Nm)	Rt.7.3/Lt.29.3
最大心拍数	90回/分
運動終了時血圧	110/60

【初期評価時(4/26～28)の問題点】

Impairment level

#1　全失語
#2　右片麻痺
#3　左非麻痺側下肢筋力の低下
#4　運動耐久性の低下

Disability level

#5　指示入力困難
#6　起居動作要軽介助
#7　歩行能力低下（麻痺側の膝折れと膝ロッキング，足尖部の引きずり）
#8　歩行耐久性の低下

Handicap level

#9　職業復帰困難（大工）
#10　コミュニケーション能力低下

【初期評価時ゴール設定】

短期ゴール（発症後4wまでに）：

・車いす⇔ベッドの移乗動作の自立
・平行棒内歩行監視レベル
・StrengthErgoを使用して10分間の運動可能

長期ゴール（退院までに）：

・歩行自立（屋内・屋外）
・職業復帰（転職を含め）

【初期評価時の問題点に対するアプローチ】

(1) 起居動作トレーニング
(2) 関節可動域エクササイズ（以下ROM訓練）
(3) 非麻痺側大腿四頭筋筋力増強（スクワット）
(4) SHBの作成：足関節軽度背屈位でのSHBで，膝折れ防止と爪先の引きずり防止を図る．
(5) SHBでの平行棒内歩行トレーニング
(6) StrengthErgoでのサイクルトレーニング：運動時間の延長を中心として，健側下肢筋の強化も図る．（HR 78～86，目標運動時間10分）
(7) 杖（四点支持杖）のつき方の指導と訓練
(8) 平行棒外歩行トレーニング

【5/14の時点での問題点】

Impairment level

#1　全失語
#2　右片麻痺
#3　左非麻痺側下肢筋力の低下
#4　運動耐久性の低下

Disability level

#5　屋内歩行軽介助～監視レベル
#6　屋内応用歩行の未獲得
#7　複雑な指示入力困難
#8　意思伝達困難
#9　耐久性の低下

Handicap level
#10 職業復帰(大工)困難
#11 コミュニケーション能力低下

【再ゴール設定】
短期ゴール(転院前まで)：
・屋内平地歩行自立
・軽介助レベルでの屋内応用歩行(階段昇降)
長期ゴール(退院まで)：
・歩行自立(屋内・屋外)
・ADL動作自立
・職業復帰(転職を含め)

【再評価，ゴール設定に対するアプローチ】
(1) ROM訓練(麻痺側足趾，足関節背屈，股関節伸展を特に予防的に行う)
(2) 下肢筋力トレーニング(スクワット，歩行，StrengthErgo，階段昇降などで行う)
(3) 平行棒外歩行トレーニング(SHB，四点支持杖)
(4) 屋内応用歩行トレーニング

【考察】
本症例は重度の全失語が続き，コミュニケーションはジェスチャーを併用してとっていたが，本人の希望や要望の表出は難しかった．一方，身体機能は，短期間で麻痺のレベルが改善し，筋力向上とともに起居動作能力や歩行能力も上がってきて，転院時にはそれらは監視レベルから自立レベルにあった．今後は屋内応用歩行のトレーニングを組み込み，さらに活動範囲を広げていきたいと考えていた．

筋力は，発症後の安静や活動量の低下により，麻痺側だけでなく非麻痺側の筋力も低下していた．H13.4.27のCybexの値で，膝伸展筋力が左0.96 Nm/kg，右0.08 Nm/kgであった．MMTでは非麻痺側の膝伸展筋力は5と評価されるが，Cybexで測定してみると非麻痺側の値であっても，正常歩行が可能とされる下限値0.60 Nm/kgを辛うじて超えている程度で，非麻痺側筋力も低下していることがわかる．H13.5.13には左1.25 Nm/kg，右0.51 Nm/kgに上昇していた．麻痺側に関しては筋力増強というものではなく麻痺の回復による向上と考えられるが，非麻痺側に関しては，この期間で歩行距離も増え，活動量が増えてきたことで筋力が増強したものと考えられた．片麻痺であることを考えると，非麻痺側の膝伸展筋力は下限値として1.00 Nm/kgは必要である．H13.5.13の段階でそれ以上の筋力はあるが，1.00 Nm/kgは下限値であるため，今後さらなる筋力増強が必要と考えている．

StrengthErgoを使って運動負荷試験を行うと運動継続時間の短縮がみられ，運動耐容能の低下が考えられた．しかし，運動終了時の心拍数(HR)は99と高くなく(target HRから考えても)，この運動時間の短縮は心肺機能の問題だけではなく，下肢筋力や性格なども影響していると思われた．そのため，初期治療プログラムとして，運動耐容能向上，健側下肢の筋力向上，運動を継続することを目的としてStrengthErgoを使用した下肢運動練習を導入した．しかし，急速に歩行能力が上がったので，実際のADL動作としての歩行練習で距離を伸ばして行くことを中心とし，StrengthErgoの使用は補助的手段とすることに変更した．

歩容に関しては，SHBを装着することで，麻痺側膝のロッキングのコントロールが可能となった．また麻痺の改善により遊脚期での股関節屈曲，膝関節屈曲が軽度ではあるが可能となり，麻痺側足尖部の引きずり歩行も改善された．歩行距離も短期間で延長してきた．しかし，歩行距離が長くなってくると足尖部の引きずりが生じ，転倒の原因にもなりうるので注意が必要である．

歩容が改善されてきた因子としては，麻痺の改善と立位バランスの向上が考えられた．左右への荷重量は，H13.4.28では右15 kg，左35 kgと左に偏っていたのが，H13.5.9には左右ともに25 kgと左右対称の立位がとれるようになった．

麻痺側への荷重が可能になることで，非麻痺側の振り出しもよくなり，歩容が安定してくる．今後，歩行距離を伸ばし，運動耐容能向上を目指すためにも，SHBを作製し，麻痺側下肢の支持性向上，膝のロッキング抑制を行いたいと考えていた．今回は急な転院となってしまったために，SHB作製は実現しなかったが，施設間連絡票にその旨を記載した．

身体機能面の予後は，本症例は年齢も若く，発症後1カ月で下肢Brunnstrom stage Ⅳであり，最終的に屋外歩行自立まで達成されるものと考えている[3]．

一方，社会復帰面から本症例の予後を予測すると，発症前と同じ大工という職業への復帰は難しいと考えられた．家族は今後の経済面の心配をしており，SWを通して社会復帰への対策が必要である．本症例は借家住まいであるために家屋改造は不可能であるということである．また，家が狭く，自宅での生活を家族は心配している．しかし，本症例は屋内歩行自立可能な段階にあるので，階段昇降などの応用歩行，応用動作の訓練を進めていけば，家屋改造を行わなくとも自宅での生活は可能であると考えられた．また，OTからの情報で更衣動作なども自立の方向へ改善しているとのことであり，身辺動作も自立するものと考えられた．

全失語は依然重度であり，今回言語療法が受けられる病院への転院が決定されたが，この全失語の回復の程度が今後の復職，転職の鍵となってくるものと考えている．PTとしては転院前までには屋内平地歩行自立，屋内応用歩行軽介助のレベルにまでもっていきたいと考えていたが，転院が早まり，屋内平地歩行自立（〜監視レベル）での転院となった．

【参考文献】
1) アメリカスポーツ医学会編：運動処方の指針 第5版．日本体力医学会体力科学編集委員会（監訳），南江堂，1997．
2) 山崎裕司：早期理学療法―筋力低下へのアプローチ．PTジャーナル 34（9）：603-608，2000．
3) 二木 立：脳卒中リハビリテーション患者の早期自立度予測．リハビリテーション医学 19（4）：201-223，1982．

解　　説

　左前頭葉脳梗塞のため重度の全失語を合併した右片麻痺患者の症例レポートである．発症後，急性期の間に麻痺のレベルが急速に改善した．前期実習期間のレポートであることを念頭におきながら現症の観察，所見の整理，治療内容などについて若干の補足を行ってみる．

【はじめに】

　症例の概要とこの報告の目的を示している．いま少し詳しく説明し，実習期間中，特に重点をおいた点は何か，このレポートの狙いを明らかにする．

【症例】，【診断名】，【障害名】

　ここでは診断名として病理解剖学的所見である左前頭葉の脳梗塞が，障害名として機能的な所見である右片麻痺と全失語が記されている．このレポートでは失語症が重度のためか主訴やニーズについて触れていないが，適当な場所が見つからなければこの項で取り上げておく．

【現病歴】

　いま少し詳しい記述がほしい．右半身のどの部分にしびれを感じていたかがわかると，脳の局在部位診断の手がかりになる．自宅へ帰るとき，どのような手段を使ったか，意識障害の程度なども記載するとよい．＜理学療法の経過＞もこの項で取り上げられている．この症例では，リハ開始と同時に実習生が担当し，転院までフォローしたが，そうでない場合には何日から何日までが実習期間か，わかるように書いておく．
　SHB採型とあるが，SHBはすでに一般的な略語ではなくなっている．フルスペルを一度記載するか，プラスチックAFOとする方がよい．

【既往歴】

　長期にわたって治療された十二指腸潰瘍が記載されている一方で，診断名に併記されている心臓弁膜症の経過の記述がない．弁膜症やそれにしばしば合併する心房細動は脳梗塞の発症やリハの実施に関係が深いので，触れておきたい．

【個人的・社会的背景】

　箇条書きと家系図にまとめてあり，患者の背景がわかる．キーパーソンは誰なのか，仕事はどの程度こなしていたのかなどにも触れておくとよい．患者や家族のニーズは，この項に入れるのが一番自然であろう．

【医学的情報】(他部門情報)

　並行して行われている薬物療法などの治療が，患者治療の中心であることも多い．そのようなときには，この例のように時間経過を含めて記述すると膨大なスペースを必要としかねないので，いかに簡略化するか工夫が要る．使用目的と関連させて薬品名を列記するなど，ケースによって対応する．実習生にとって使用目的がわからない薬も，名前だけは記載しておく．
　後述の機能診断学的評価で上肢についての情報が乏しいので，OTからの情報が重要になる．もう少し詳しく記載しておくとよい．たとえば麻痺側上肢は補助手レベルか，実用手レベルかの記載があるだけでも違うであろう．OTからの情報でスプリント装着とあるが，これは肩の亜脱臼などを防止するためのものだろうか，それとも利き手交換による自助具であろうか．全失語についても触れているが，STによるSLTA (standard language test for aphasia)の評価がされていれば，その得点を書いておく．

【機能診断学的評価】

　麻痺が軽く運動機能の良好な症例であるので，立位・歩行能力，運動の耐久性について詳しく記載されている．欲をいえば記載の順序を変えて，もう少し大きな表題でまとめながら記載をするとさらにわかりやすくなったかもしれない．具体的には，まず初めに全身状態の記載をする．意識レベル，コミュニケーション能力，バイタルサインについて書く．その後に神経学的な評価として反射・筋緊張・感覚などをまとめる．次に運動機能

として随意運動（Br.stage），ROM，非麻痺側の機能，運動耐久性をまとめ，動作能力として起居動作，坐位・立位・歩行能力の状態，ADL能力を記載するとわかりやすい．

細かい点では，筋緊張には，体幹も含めておく．また，感覚は詳細な評価は困難だと予想されるが，その旨を記載し，できれば動作上どのように見えたかだけでも記載する．

高次脳機能の中で，失語症についてはコミュニケーション能力の評価の際に記載すればよい．その他についてはOTより得た情報なので，前述のOT情報の際に記載してもよい．

【動作分析的評価・ADL評価】

＜歩行＞　膝のロッキングに対してSHBに背屈角度5〜10°をつけたとある．アプローチにはその角度について，軽度背屈とある．筆者の処置をそのまま記述したのであろうが，臨床の立場からみるとAFOの背屈角度を5〜10°という表現は幅がありすぎる．10°は軽度背屈とはいえない角度なので，おそらく，仮の装具でこの背屈角度を決定する作業を行って，5〜10°に調整を図り，歩行パターンを評価したと想像される．評価と装具処方の決定のために5から10°を試みたというコメントが欲しいところである．

【初期評価時（4/26〜28）の問題点】

IDHの階層別に整理し，評価時点別に，治療目標，治療プログラムの作成までをひとまとめにして記述している．手引きにもあるように，理学療法で解決が期待できるものと理学療法の実施に影響があるものを混在させないような工夫が欲しい．

細かい点をあげると，非麻痺側の前の「左」は省略してよい．重心動揺計，StrengthErgoを用いて，より客観的な評価が可能であったことを踏まえると，全失語であっても状況判断および指示入力は可能で，#5の「指示入力困難」という問題点はあまり適切ではないと考えられる．むしろ，【5/14の時点での問題点】の#8で示している患者側からの表出が困難をあらわす「意思伝達困難」の方が適切である．

#7に（　）書きで膝折れとロッキングが記載されているが，相反する2つの現象なので今少し説明を加えるとよい．書きたかったことは，麻痺によって膝自体の支持性が低下し，股関節のコントロールや歩行時の重心移動のタイミングによっては膝がロッキングしたり，立脚中期で膝折れが生じたりすることではなかったかと考える．背屈角度の微妙な調整が必要であった理由もここにある．この点を歩行の評価のところに追記しておくとよい．

また，#8については，何か考えがあって区別したのかもしれないが，#4との違いがわかりにくい．Handicap levelで「コミュニケーション能力低下」をあげているが，これはDisability levelの問題で，娘たちと対人交流が図れないために社会生活が不利になるような場合をHandicap levelで取り上げるべきである．

【初期評価時ゴール設定】

Impairment levelの問題点に対するゴール設定が#4だけになっている．このレベルに対するアプローチは，#3，#4に対してみられるが，#1，#2に対しては明示されていない．

運動療法に実習先でStrengthErgo（三菱電機製の運動療法システム）のような特別な機器を使っていることがある．あまり広く使われている器械でなくても，その施設では重要な役割を担っていることが多い．このようなときには，折をみて担当者から説明を受けておくとよい．

長期ゴールで職業復帰を望むことは初期評価時では難しい．

【初期評価時の問題点に対するアプローチ】

治療プログラムの作成に相当する内容である．アプローチは，日によって異なるのかもしれないが，実施を開始する時期の順に記載するとよい．前述したようにImpairment levelの麻痺側の問題点に対するアプローチを提示していないが必要であろう．非麻痺側の筋力増強と合わせて，「痙性を抑制しながら……」などと少なくとも麻痺側

に対するプログラムをもつ必要がある．一方で，この施設ではOTがあるにしても，PTとしても上肢に対するアプローチが必要であろう．全身の運動発現のために，麻痺側をもっと積極的に使用することを考えるとよい．

項目(7)で杖のつき方を取り上げているが，なぜ四点杖なのか．また，なぜつき方を指導する必要があったのか．杖の選択やつき方はPTの重要な仕事であり，責任が大きい．

解説担当者は，この時点での四点杖には疑問を抱いている．なぜなら，ADLには応用できないこと，また本症例の下肢機能は比較的軽度なので，すぐにT字杖に移行できる可能性があるからである．指導者にしたがった処置であるので，適応についてコメントする必要はないが，杖の選択理由と指導内容は明記しておく．

【5/14の時点での問題点】

屋内応用歩行ということばは曖昧である．階段歩行ということだろうか．もしそうなら，#5屋内歩行軽介助は「屋内平地歩行軽介助」の方がよい．

初期・終了時とに2回に分けて問題点があげられているが，問題点を2回以上論じるときには，内容が同じ項目には同じ番号を用いた方がよい．この問題点の流れを読むと，5/14時点での問題点をあげる前に，評価のまとめがあった方がよい．よく見ると，評価の欄には，最終評価として書かれている部分もあるが（立位・歩行など），日付が一定していないこともあり，最終評価としては不十分な印象を受ける．立位や歩行に関しては，レベルが上がったというのはわかるが，どれくらい変化があったのかはわかりにくい．実際には急に転院が決まったため，評価のスケジュールがうまく組めなかったのが原因であろう．5月14日の見直しは転院後であるので実証できないが，具体的なプログラムをもって転院させることが望ましい．

【考　察】

この報告では，冒頭で今後のリハ治療の展望を記し，続いて筋力，運動耐容能，歩容，社会復帰，失語を取り上げ，論じている．

治療経過の記述と兼ねていることもあって，評価を行い，問題点をどのようにとらえていったか，そのためにどのようなプログラムを立てたか（身体機能面）が論じられている．また後半では，本症例にとって今後どのような問題が大きく関わってくるか（社会復帰面）が論じられている．

筆者は，治療を進めながら，実際の症例に合わせていかに方向修正をして行ったかを一括して論じたかったのであろう．しかし，読んでみると経過と筆者の考えが混在してわかりにくい．通常のレポートの形式にしたがって，まず経過を記述し，工夫した点だけを考察で論じた方がよい．手引きにも示したように，考察の本来の役目は，これまで報告してきた治療を，文献などを参考にして，より広い立場から論じることである．

失語症が大きな影響をもつ本症例にしては，その取り上げ方が簡単にすぎるように思われるが，実習にはじめて取り組む学生に対して何から何までというわけにも行かないだろう．実習施設にSTが常勤していなかった可能性もある．非麻痺側筋力の下限値については，文献があれば記載しておくとよい．

【参考・引用文献】

引用した雑誌の執筆要綱などを参考に，統一した形式で作成する．

V.
重症高次脳機能障害を伴う左片麻痺を呈した一症例

A：レ ジ ュ メ

【症　例】
男性，72歳
身長 170 cm，体重 63 kg，BMI 21.8
【診断名】
右側頭葉，前頭葉の脳梗塞
【障害名】
左片麻痺，高次脳機能障害
【現病歴】
H13.4.12 脳梗塞による左片麻痺が発症し，当院入院となる．その後 H13.4.25 に N 病院へ転院したが，H13.5.9 心機能が悪化，呼吸困難も発症したので，当院へ再入院となった．H13.5.12 突然意識レベルが低下（JCS Ⅲ-100～200）し，再梗塞が疑われた．CT で右前頭葉に梗塞巣が確認された．現在は PT 室にてリハビリテーション（以下リハ）継続中である．
＜理学療法経過＞
・H13.4.12　発症，当院入院
・H13.4.20　ベッドサイドリハ開始
・H13.4.25　N 病院転院
・H13.5.9　心不全で当院再入院
・H13.5.12　右前頭葉に再梗塞発症
・H13.5.18　ベッドサイドリハ開始
・H13.5.23　PT 室にてリハ開始
・H13.6.5～　本症例担当開始
・H13.6.25　治療プログラム変更
・H13.7.2　左肩関節脱臼（三角巾とバスターにて固定）
・H13.7.12　左肩関節亜脱臼に対してアームスリング使用開始
・H13.7.18　担当終了．引き続きリハを継続し，7月末退院予定

【既往歴・合併症】
心不全（68歳）／白内障手術（左：65歳，右：71歳）／Dupuytren's 拘縮（右：71歳）／高血圧
【個人的・社会的背景】
① 家族構成：妻と，長男家族と7人暮らし
② 職業：無職（農業を営んでいた）
③ 趣味：植木
④ 家屋構造：一戸建て
⑤ 経済状況：経済的問題なし
【本人・家族のニーズ】
在宅で生活できるようになることが本人・家族のニーズである．
【医学的情報】
＜障害部位＞
右側頭葉，前頭葉の梗塞の CT 所見（供覧）
＜内服薬＞
アイトロール，エースコール，カルデナリン，ラシックス，ザイロリック，ガストローム
【機能診断学的評価】
初対面のとき，視線が合わず，表情からは気難しそうな感じを受けた．左半身を無視し，ADL全般で重介助を要しそうな重症の左片麻痺患者という印象をもった．

	初期評価（H13.6.5～6.8）	最終評価（H13.7.16～7.18）
麻痺のレベル	Brunnstrom stage（Br. stage） 上肢，手指：Ⅰ，下肢：Ⅱ（上田の12段階評価：Ⅲ-1）	Br. stage 上肢，手指：Ⅱ，下肢：Ⅱ（上田の12段階評価：Ⅲ-2）
筋緊張	上肢，手指：弛緩状態 下肢：股関節周囲筋の筋緊張はやや低下，下腿三頭筋の筋緊張亢進	上肢：肩関節周囲…弛緩状態／肘，手関節，手指…屈筋筋緊張生じてきた． 下肢：初期評価時と変化なし．
腱反射	（図：Rt ○ Lt）	（図：Rt ○ Lt）
感覚	表在感覚（触覚）：左上下肢鈍麻（U/E=7/10・L/E=5/10） 深部感覚（位置覚）：両側上肢，左下肢減弱（U/E=8/10・L/E=3/10）	表在感覚（触覚）：左上下肢鈍麻（U/E=5/10・L/E=3/10） 深部感覚（位置覚）：左上下肢減弱（脱失）（U/E=1/10・L/E=1/10）
高次脳機能	左半側空間無視（以下USN）（動作性USN） 玉川式動作性高次脳機能評価：10/14点 机上検査（線分抹消，線分二等分，ダブルデージー）異常所見なし． 注意障害・Motor Impersistence（以下MI）・磁石症候群（強制把握現象）・指示入力困難・Emotional Impersistence・うつ傾向・不穏・不眠あり．	重度USN（動作性USN） 玉川式動作性高次脳機能評価：19/28点 机上検査：線分抹消試験のみで軽度USN所見みられた． 注意障害・MI・磁石症候群・指示入力困難あり．精神状態は落ち着いてきたが，依存心大きい． 精神機能検査：長谷川式簡易痴呆スケール（HDS）9/30点
関節可動域・疼痛	ROM制限なし．左上肢に肩手症候群（上肢全体の疼痛，手部の熱感，腫脹）あり．左股関節外転，内外旋最終域で疼痛．股関節伸展，膝屈曲時に大腿四頭筋の伸張痛．	左手関節背屈制限（40°），左股関節外転（30°）・内旋制限（5°），左足関節背屈（0°）制限あり．疼痛による制限とそれに伴って関節拘縮も生じている．
健側筋力	上肢：MMT5・下肢：MMT4・腹筋：MMT3（MIの影響で等尺性収縮保持困難）	上肢：MMT5・下肢：MMT4・腹筋：MMT3（初期と健側筋力に変化はない）
病棟内ADL	Barthel Index：20/100点（ほぼ全介助状態）	Barthel Index：20/100点（初期と変わらず全介助状態）
坐位姿勢・バランス	静的坐位バランス能力：ベッド上端坐位5分間監視レベル． 動的坐位バランス能力：坐位での立ち直り反応消失．坐位姿勢は右へ傾斜，左側への荷重が不十分．顔も常に右を向いている．指示で背筋を伸ばすことは可能だが，左への荷重は不十分．	ベッド上端坐位10分間監視レベルに改善． リーチ動作などの動的坐位バランスは悪く左へ倒れる．立ち直り反応消失．坐位姿勢は右へ傾斜，左足部内反し全面接地ができず左への荷重が不十分．指示で背筋を伸ばせるが左への荷重は自動では行えない．
起居動作（起き上がり，移乗動作）	臥位から端坐位への起き上がりは要介助．側臥位を保持したままでは起き上がれず，背臥位方向へ体幹を戻してしまい，健側上肢で体幹の押し上げが十分に行えない． 以下，発表時に口述． 詳細はB.症例レポートの該当部分を参照のこと．	起き上がりは要介助～軽介助．起き上がり方の順序は覚えているが，定着しておらず，日による変動が大きい． 以下，発表時に口述． 詳細はB.症例レポートの該当部分を参照のこと．
平行棒内他動歩行	未実施	膝を弾性包帯で固定して他動歩行を行っている． 以下，発表時に口述． 詳細はB.症例レポートの該当部分を参照のこと．
平行棒内立位荷重量	Rt. 49 kg・Lt. 9 kg・手支持分	Rt. 37 kg・Lt. 18 kg・手支持分
リスク管理	H13.6.8測定 BP：運動前148/86・運動後196/91 呼吸数も運動により上昇．	H13.7.3測定 BP：運動前130/78・運動後138/78 大きなバイタル変動はなくなった．

【問題点】

発表時に口述．内容は後述する　B．症例レポートの問題点を参照．

【治療目標】

短期ゴール(2w後)

初期評価時に設定(H13.6.5～8)	再設定(H13.6.25～27)
1) 車いす(以下W/C)駆動監視レベル獲得	1) 起居動作時の左USN改善による軽介助レベル獲得
2) 端坐位保持10分間	2) 移乗動作時の起立動作と方向転換動作の獲得
3) 臥位⇔端坐位の起居動作軽介助レベル獲得	3) 左への荷重量増加
4) 平行棒内立ち上がり軽介助レベル獲得	

長期ゴール(退院時)

1) 介助量軽減(起居動作監視レベル,移乗動作軽介助,ADL自立度向上)
2) 自宅復帰準備完了(家族の介助力獲得と家屋構造の整備等)

【治療プログラム】H13.6.9 以降

(1) W/C駆動の訓練
(2) 坐位保持時間延長(静的坐位バランス)
(3) 坐位バランス訓練(リーチ動作)
(4) 立ち上がりの訓練(平行棒内)
(5) 平行棒内他動歩行訓練
(6) 起居動作,移乗動作の訓練
(7) 上下肢ROM訓練(拘縮予防)
(8) 臥位での両側膝屈曲位保持(麻痺側内転筋随意収縮の促通)
(9) 臥位での殿部挙上訓練
(10) 臥位での両側脚伸展運動(麻痺側下肢抗重力筋の随意収縮促通と非麻痺側下肢抗重力筋トレーニング)

※血圧上昇,自覚症状に注意し,上記のプログラムを状態に合わせ選択する.

【治療プログラムの再立案】H13.6.25 以降

(1) 起居動作,移乗動作の再獲得を目的として.
・下肢随意収縮の促通(特に抗重力筋群)…初期治療プログラム8～10
・骨盤コントロールの促通(輪投げ,足組坐位)
・左への荷重訓練(輪投げ,足組坐位,他動的荷重訓練,平行棒内立位など)
・右足尖部への荷重訓練(体幹前傾,右踵離地し,移乗時に方向転換しやすくするため)
・左半側無視に対する左への注意の促しと机上訓練(横書き書字訓練,USN机上テスト)
　→ベッド上臥位,端坐位,平行棒内起立訓練にて行う.

(2) 高次脳機能障害を有する症例に対し,その改善を目的として.
・他動歩行訓練(ダイナミックな運動で注意覚醒水準を上げ,またUSNの改善に寄与する)
・輪投げ(MIに対して,単純な動作を最後まで遂行できるよう繰り返し訓練する)

(3) 家族の介助量軽減を目的として.
・ROM訓練(拘縮予防,左足クローヌスの抑制)
・起居動作時,移乗動作時の介助法の指導と訓練
・麻痺側上肢を意識的に動かすように指導することによって,随意運動の促通,肩関節亜脱臼の改善,疼痛の軽減をはかり,介助しやすくする.

【考　察】

発表時に口述;サブタイトルのみ.＜評価に関して＞＜治療目標設定,治療プログラムに関して＞＜高次脳機能障害患者におけるリハビリテーションの進め方＞＜予後に関して＞.内容の要約は,後述するB.症例レポートの考察を参照.

B：症例レポート

【はじめに】
本症例は重症の左片麻痺を呈している上，高次脳機能障害を伴っている．現在，回復段階にあるが，最終的にかなりの後遺症が残り，重度介助下の在宅生活が避けられないと予想された．周囲にマンパワーは揃っているが，退院後の介助量をできるかぎり軽減し，本症例，家族ともに少しでも快適に生活が送れることを目標においてリハビリテーション（以下リハ）を行った．

【症例】
男性，72歳
身長 170 cm，体重 63 kg，BMI 21.8

【診断名】
右側頭葉，前頭葉の脳梗塞

【障害名】
左片麻痺，高次脳機能障害

【現病歴】
H13.4.12 脳梗塞による左片麻痺が発症し，当院入院となる．その後 H13.4.25 に N 病院へ転院したが，H13.5.9 心機能が悪化，呼吸困難も加わったので，当院へ再入院となった．H13.5.12 突然意識レベルが低下（JCS Ⅲ-100〜200）し，再梗塞が疑われた．CT で右前頭葉に新しい梗塞巣が確認された．現在は PT 室にてリハ継続中である．

＜理学療法経過＞
- H13.4.12　発症，当院入院
- H13.4.20　ベッドサイドリハ開始
- H13.4.25　N 病院転院
- H13.5.9　心不全で当院再入院
- H13.5.12　右前頭葉に再梗塞発症
- H13.5.18　ベッドサイドリハ開始
- H13.5.23　PT 室にてリハ開始
- H13.6.5　本症例担当開始
- H13.6.25　治療プログラム変更
- H13.7.2　左肩関節亜脱臼（三角巾とバスターにて固定）
- H13.7.12　左肩関節亜脱臼に対してアームスリング使用開始
- H13.7.18　担当終了．引き続きリハを継続し，7月末退院予定

【既往歴・合併症】
- 心不全（68歳）：大動脈弁閉鎖不全症，僧帽弁閉鎖不全症
- 白内障（左：65歳，右：71歳）：当院眼科にて手術施行
- Dupuytren's 拘縮（右：71歳）：当院整形外科にて手術施行．左は手術施行していない．
- 高血圧（以下：HT）：現在降圧剤で治療中

【個人的・社会的背景】
① 家族構成：妻と，長男家族と7人暮らし

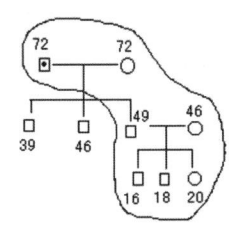

② 職業：無職（農業を営んでいた）
③ 趣味：植木
④ 家屋構造：一戸建て
⑤ 経済状況：経済的問題なし

【本人・家族のニーズ】
本人・家族とも7月下旬での自宅への退院を望んでいる．在宅で生活できるようになることが本人・家族のニーズである．

【医学的情報】
＜障害部位＞　右側頭葉，前頭葉の CT 所見

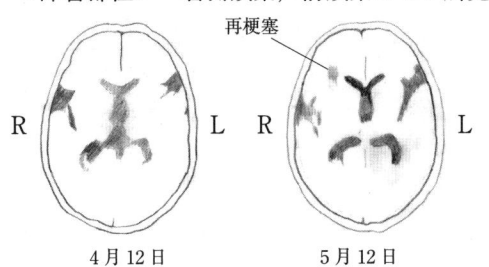

4月12日　　　5月12日

<内服薬>

アイトロール（Itorol：冠血管拡張剤；亜硝酸薬）・エースコール（Acecol：降圧剤；ACE阻害剤），カルデナリン（Cardenalin：降圧剤；α遮断剤），ラシックス（Lasix：降圧利尿薬）・ザイロリック（Zyloric：尿酸生成抑制剤）・ガストローム（Gastrom：消化性潰瘍治療薬）

【機能診断学的評価】

患者にはじめて会ったとき，視線が合わず，表情からは気難しそうな感じを受けた．同時に，左半身を無視し，ADL全般で重介助を要しそうな，重症の左片麻痺患者という印象をもった．

	初期評価（H13.6.5～6.8）	最終評価（H13.7.16～7.18）
麻痺のレベル	Brunnstrom stage（Br. stage） 上肢，手指：Ⅰ 下肢：Ⅱ（上田の12段階評価：Ⅲ-1）	Br. stage 上肢，手指：Ⅱ 下肢：Ⅱ（上田の12段階評価：Ⅲ-2）
筋緊張	上肢，手指：弛緩状態 下肢：股関節周囲筋の筋緊張はやや低下，下腿三頭筋の筋緊張亢進	上肢：肩関節周囲…弛緩状態／肘，手関節，手指…屈筋筋緊張生じてきた． 下肢：初期評価時と変化なし．
腱反射	Rt ○ Lt	Rt ○ Lt
感覚	表在感覚（触覚）：左上下肢鈍麻 　（U/E=7/10・L/E=5/10） 深部感覚（位置覚）：両側上肢，左下肢減弱 　（U/E=8/10・L/E=3/10）	表在感覚（触覚）：左上下肢鈍麻 　（U/E=5/10・L/E=3/10） 深部感覚（位置覚）：左上下肢減弱（脱失） 　（U/E=1/10・L/E=1/10）
高次脳機能	左半側空間無視（以下 USN）（動作性USN） →玉川式動作性高次脳機能評価：10/14点 →机上検査（線分抹消，線分二等分，ダブルデージー）異常所見なし． 注意障害・Motor Impersistence（以下MI）・磁石症候群（強制把握現象）・指示入力困難・Emotional Impersistence・うつ傾向・不穏・不眠あり．	重度 USN（動作性USN） →玉川式動作性高次脳機能評価：19/28点 →机上検査：線分抹消試験のみで軽度USN所見みられた． 注意障害・MI・磁石症候群・指示入力困難あり．精神状態は落ち着いてきたが，依存心大きい． →精神機能検査 長谷川式簡易痴呆スケール（HDS）9/30点
関節可動域・疼痛	ROM制限なし．左上肢に肩手症候群（上肢全体の疼痛，手部の熱感，腫脹）あり．左股関節外転，内外旋最終域で疼痛．股関節伸展，膝屈曲時に大腿四頭筋の伸張痛．	左手関節背屈制限（40°），左股関節外転（30°）・内旋制限（5°），左足関節背屈（0°）制限あり．疼痛による制限と，それに伴って関節拘縮も生じている．
健側筋力	上肢：MMT5・下肢：MMT4・腹筋：MMT3（MIの影響で等尺性収縮保持困難）	上肢：MMT5・下肢：MMT4・腹筋：MMT3（初期と健側筋力に変化はない）
病棟内ADL	Barthel Index：20/100点（ほぼ全介助状態）	Barthel Index：20/100点（初期と変わらず全介助状態）
坐位姿勢・バランス	ベッド上端坐位5分間監視レベル（静的坐位バランス能力）． 坐位での立ち直り反応消失（動的坐位バランス能力）．坐位姿勢は右へ傾斜しており，左側への荷重ができていない．顔も常に右を向いている．指示で背筋を伸ばすことは可能だが，左への荷重は不十分．	ベッド上端坐位10分間監視レベルに改善．リーチ動作などの動的坐位バランスは悪く左へ倒れてしまい，立ち直り反応消失．坐位姿勢は右へ傾斜し，左足部内反し全面接地できておらず，左への荷重を行えていない．指示で背筋を伸ばせるが，左への荷重は自動では行えない．
起居動作（起き上がり，移乗動作）	臥位から端坐位への起き上がりは要介助．側臥位を保持したままの起き上がりができず，背臥位方向へ体幹を戻してしまい，健側上肢での体幹の押し上げが十分に行えない． 車いす（以下W/C）⇔ベッドへの移乗動作は，立ち上がりの際に体幹を後方へ反らせてしまい前傾姿勢をとれない．また方向転換時に左への荷重が行えず，右足底面の磁石現象も生じ，スムーズに行えない．	起き上がりは要介助～軽介助．起き上がり方の順序は覚えているが，定着しておらず，日による変動が大きい．健側上肢での体幹の押し上げは強くなってきている．しかし，顔の向きが起き上がる方を見ていないために身体が反り返ってしまうことがある．大きな改善はない．移乗動作は体幹の前傾を行えるようになってきており，後方への反り返しは少なくなっている．また方向転換時，介助者が左への荷重を促すことで右の足部の動きが行えるようになってきた．磁石現象も少なくなってきた．

平行棒内 他動歩行	未実施	膝を弾性包帯で固定し,他動歩行を行っている.ゆっくりと落ち着いて3動作歩行が可能.体幹を垂直位に保つ能力はあり,全面的に介助者に寄りかかることはない.だが,右遊脚期には骨盤の後傾があり,寄りかかってくる.随意的に左荷重は行えないが,促されると抗重力筋の反射的な収縮は見られる.随意的な麻痺側下肢の振り出しは生じていない.足部は内反尖足位をとるが筋緊張は高くない(下垂足).方向転換時に,左への荷重位で上肢の支持,介助もあるが,右下肢を動かすことができるようになった.下肢の位置とともに体幹の回旋も行い,方向転換している.
平行棒内 立位荷重量	Rt. 49 kg・Lt. 9 kg・手支持分	Rt. 37 kg・Lt. 18 kg・手支持分
リスク管理	BP (6/8):運動前 148/86・運動後 196/91 呼吸数も運動により上昇し,バイタルの変動が大きい.	BP (7/3):運動前 130/78・運動後 138/78 バイタルの大きな変動はなくなった.

【問題点】

初期評価	最終評価
Disease level 1) 右前頭葉,側頭葉脳梗塞 2) 高血圧,心疾患合併	1) 右前頭葉,側頭葉脳梗塞
Impairment level 1) 左片麻痺 2) 高次脳機能障害(USN,注意障害,強制把握現象,MI) 3) バランス反応減弱 4) 深部感覚減弱 5) 非麻痺側下肢筋力低下 6) 肩手症候群	1) 左片麻痺 2) 高次脳機能障害 3) バランス反応減弱 4) 深部感覚脱失 5) ROM制限+疼痛(股関節内旋,足関節背屈) 6) 肩手症候群
Disability level 1) 起居動作に要介助 2) 立ち上がり動作時に体幹前傾位保持困難のため要介助 3) 移乗動作時に立ち上がり(2)と方向転換困難のため要重介助 4) 静的・動的坐位バランス低下 5) W/C操作困難	1) 起居動作に要介助 2) 立ち上がり動作に要介助 3) 移乗動作時に要介助 4) 動的坐位バランス低下 5) W/C操作拙劣
Handicap level 1) 集団生活困難 2) 自宅復帰にあたって家屋改造の必要性	1) 家屋改造の必要性 2) 福祉機器(ベッド,ポータブルトイレ,W/C等)の購入 3) 退院後の活動量低下→寝たきり生活 4) 介助量多大→家族の負担大

【治療目標】

短期ゴール(2w後)

初期評価時に設定(H13.6.5〜8)	再設定(H13.6.25〜27)
1) 車いす(以下W/C)駆動監視レベル獲得 2) 端坐位保持10分間 3) 臥位⇔端坐位の起居動作軽介助レベル獲得 4) 平行棒内立ち上がり軽介助レベル獲得	1) 起居動作時の左USN改善による軽介助レベル獲得 2) 移乗動作時の起立動作と方向転換動作の獲得 3) 左への荷重量増加

長期ゴール(退院時)

> 1) 介助量軽減(起居動作監視レベル, 移乗動作軽介助, ADL自立度向上)
> 2) 自宅復帰準備完了(家族の介助力獲得と家屋構造の整備等)

【治療プログラム】H13.6.9以降
(1) W/C駆動の訓練
(2) 坐位保持時間延長(静的坐位バランス)
(3) 坐位バランス訓練(リーチ動作)
(4) 立ち上がりの訓練(平行棒内)
(5) 平行棒内他動歩行訓練
(6) 起居動作, 移乗動作の訓練
(7) 上下肢ROM訓練(拘縮予防)
(8) 臥位での両側膝屈曲位保持(麻痺側内転筋随意収縮の促通)
(9) 臥位での殿部挙上訓練
(10) 臥位での両側脚伸展運動(麻痺側下肢抗重力筋の随意収縮促通と非麻痺側下肢抗重力筋トレーニング)

※血圧上昇, 自覚症状に注意し, 上記のプログラムを状態に合わせ選択する.

【治療プログラムの再立案】H13.6.25以降
(1) 起居動作, 移乗動作の再獲得を目的として.
・下肢随意収縮の促通(特に抗重力筋群)…初期治療プログラム8～10
・骨盤コントロールの促通(輪投げ, 足組坐位)
・左への荷重訓練(輪投げ, 足組坐位, 他動的荷重訓練, 平行棒内立位など)
・右足尖部への荷重訓練(体幹前傾, 右踵離地し, 移乗時に方向転換しやすくするため)
・左半側無視に対する左への注意の促しと机上訓練(横書き書字訓練, USN机上テスト)
　→ベッド上臥位, 端坐位, 平行棒内起立訓練にて行う.
(2) 高次脳機能障害を有する症例に対し, その改善を目的として.
・他動歩行訓練(ダイナミックな運動で注意覚醒水準を上げ, またUSNの改善に寄与する)
・輪投げ(MIに対して, 単純な動作を最後まで遂行できるよう繰り返し訓練する)
(3) 家族の介助量軽減を目的として.
・ROM訓練(拘縮予防, 左足クローヌスの抑制)
・起居動作時, 移乗動作時の介助法の指導と訓練
・麻痺側上肢を意識的に動かすように指導することによって, 随意運動の促通, 肩関節亜脱臼の改善, 疼痛の軽減をはかり, 介助しやすくする.

【具体的な治療プログラムの流れ】
(1) W/C上での輪投げ
(2) ベッド上端坐位での輪投げ
(3) ベッド上, 上下肢のROM訓練と随意運動の促通
(4) 平行棒内起立動作(膝固定なし)
(5) 平行棒内他動歩行(膝軽度屈曲で枕と弾性包帯にて固定)

＊本症例は高次脳機能障害が強いために, 同じ状況で同じプログラムを繰り返し行うことで動作が改善されてきている. そのため, 上記の(1)～(5)を軸として毎日繰り返しリハを行った. そのプログラムの間に, 移乗動作や起き上がり動作など目的のある動作もできるだけ同じ状況下で同じ指示入力の仕方で行った. また, リハ意欲を落とさず, 向上するような働きかけ, 声かけをした.

【治療経過】

初期評価時の短期ゴールとして設定したもののうち，端坐位保持10分間は達成された．また立ち上がり動作での体幹の前傾姿勢の保持も徐々にできるようになってきており，介助量も軽減してきている．平行棒内であれば，軽介助でほぼ自力で立ち上がることは可能である．しかし，動作としては右非麻痺側上肢と下肢の力で起立しており，左麻痺側への荷重は不十分である．そのため，立ち上がり訓練の中で他動的に左へ荷重を行った．そうすることで，左の抗重力筋の反射的な筋収縮が確認される．さらに，平行棒内立位姿勢で，左膝を伸ばすようにとの指示で伸展できるようになってきている．その他のW/C駆動は動作としては拙劣だが，指示を与えながら行うことはできる．また起居動作軽介助に関しては依然達成されていない．これは，左USNの影響が初期評価したものより実際は強く存在していること，感覚障害が大きく体幹の位置の把握が難しく恐怖心がとれないこと，その他高次脳機能障害が重度であり起居動作の再学習が順調に行えていないことが原因と考える．

初期評価から約7週間リハを実施し，改善が認められた点は，①初期の段階で血圧が安定したのをはじめ運動による大きなバイタル変動がなくなったこと，②麻痺側下肢の随意性が出現してきたこと（背臥位での随意収縮出現，股・膝関節屈曲位での随意的な膝の開閉運動の出現），③麻痺側上肢（上腕二頭筋）に筋収縮を確認でき，わずかな肘屈曲運動が生じたこと，④運動耐容能が向上し，約1時間30分のリハを遂行できるようになったこと，などがあげられる．また，端坐位姿勢保持も5分から10分弱まで延長できるようになり，体幹の支持性も向上してきている．

【考察】

<評価に関して>

本症例は，初期評価時には弛緩性の左片麻痺であった．特に上肢の麻痺が強く，発症後2カ月近く経過していた6月初旬の初期評価時にBr. stage Ⅰであった．6月下旬には上腕二頭筋の筋収縮が生じ，最終評価時にはBr. stage Ⅱになったが，依然として左肩関節亜脱臼，肩手症候群があり，疼痛が強い．手関節の背屈は関節拘縮が生じてしまっており，痛みが増悪している．肩，肘関節では関節拘縮は生じていないが，予後としては廃用手となるものと考える．

本症例のリハ実施上の大きな問題は高次脳機能障害である．左半側無視（USN）は机上検査では認められなかったが，自発動作ではUSNの症状が強い．ADL上も左側を無視する傾向がみられた．その他にも，高次脳機能障害として注意障害，Motor Impersistence（運動持続困難），Emotional Impersistence（感情易変容），磁石症候群（強制把握）などが存在する．また最終評価時に，HDS＝9/30点で痴呆が進んでいる．これらにより指示入力，理解，運動実施が困難であり，大きなリハ阻害因子となっている．

健側機能としては，立ち上がり，起き上がりなどで使う上肢の筋力は十分維持されている．下肢に関しては，発症後の活動量低下による筋力低下がみられるが，MMT 4はある．しかし，左への荷重が行えないために，右健側上下肢を十分に活用できていない．これは筋力の問題よりも，むしろ深部感覚が鈍麻〜脱失しているために左側に体重をかけることができないという荷重配分の稚拙さに主な原因があるととらえている．

これらの障害は恐怖心を高め，健側機能の十分な発揮を妨げ，移乗動作での方向転換や，起き上がり動作などをさらに困難にしているものと考えられる．深部感覚が初期評価時より悪化しているのは，初期評価時の検査の妥当性がなかったためと考えられる．本症例は高次脳機能障害が強く痴呆もあるため，感覚検査がとても困難であり数値に示すのは難しかった．しかし観察している中で，下肢の位置を目で見なければわからなかったり，検者が触っていることに気がつかなかったりと高度の感覚障害の存在を示唆する所見がみられるの

で，最終評価では深部感覚を脱失と判定した．

＜治療目標設定，治療プログラムに関して＞

本症例は性格や，高次脳機能障害による依存傾向が強く，「できるADL」と「しているADL」との差が大きいように思う．また，家族が何でもやってあげてしまうこともその原因の一つではないかととらえている．そのため，自分自身で行う姿勢の大切さを家族と患者の両者に説明しながら治療を行いたいと思っていた．また治療プログラムでは，本症例の身体反応を見ながら，可能な範囲で，現段階の一つ上の課題を行わせることで多くの刺激入力を与えようと工夫した．

具体的には，初期評価時の状態から実用歩行に到達できないと予想されたにもかかわらず，平行棒内歩行の訓練を指示するというものである．それによって，本症例のリハ意欲向上と，健側機能向上，左への荷重，移乗動作能力向上（移乗動作介助量軽減），左USNの改善を図りたいと思った．本症例は高次脳機能障害を有するために指示入力が困難であり，このように他動的なダイナミックな動きの中で左半身での動作の再学習を試みようと考えたからである．また患者の易疲労性を考慮して，同時にベッド上でのROM訓練や下肢の随意性収縮の促通もプログラム内容に取り入れて，その日の状態に応じて運動量を調節していこうと考えた．

＜高次脳機能障害患者におけるリハの進め方＞

初期評価時に立案した短期ゴールの達成度は低く，治療プログラムの再検討が必要であった．本症例は高次脳機能障害が強く，麻痺の改善も顕著ではない．そのために単純な動作をできるかぎり同じ状況下で繰り返し行うことを基本として，下肢随意性の促進，起居動作訓練，移乗動作獲得のためのプログラムなどを行うこととした．訓練内容を毎日同じにすることで，本症例自身もリハの進め方が理解でき，指示入力もよくなった．また，初期の段階では他動歩行を行っても体幹の前傾が強くなったり，左側を無視した歩行になったり，指示に従えなかったりと，その訓練方法の良否に迷ったが，膝を固定したり，指示入力の仕方を工夫したりして継続することで，本症例に対して他動歩行を行ってきたことは良かったと最終評価時に感じた．それは，高次脳機能障害の重度な症例にベッド上で指示を入れながら運動を行うことよりも，平行棒内で他動的に立たせる，歩かせるなど実際の動作，ダイナミックな動作の中で随意収縮を促通する方が効果的だと感じたからである．最初は反射的な筋収縮であっても，それを継続していくことで随意的に筋収縮を行わせることができる．実際に，平行棒内で他動歩行を行って，その中でUターン動作を行い，それがW/Cからベッドへの移乗動作の中での方向転換につながったと思う．さらには，運動量が増加し，運動耐容能向上にも役立ったと思う．

退院を考慮して，本症例の自己能力を引き出すためにあえて手伝わずに時間をかけて起居動作を行わせる一方，毎日付き添ってくる家族に移乗動作の介助を実際に行ってもらうなどの指導を試みた．しかし，リハの目的をしっかりと家族と本症例自身に説明しきれなかったために，所期の目的を十分に果たすことができなかった．

＜予後に関して＞

7月下旬には本症例は自宅への退院となるが，初期評価時から大きなADL能力（起き上がりや移乗動作，起立動作など）の改善が見られず，重介助～全介助のままの退院となるであろう．その上，高次脳機能障害も強く，本症例の依存的な性格から退院後の活動量低下が予想され，家族の協力がなければ寝たきり状態になる可能性が大きい．家族の協力は得られやすい状況ではあるが，同居している長男の嫁は昼間外出していることが多く，主な介助者となる妻も高齢であり，身体も小さい．したがって，同居家族の協力とともに，介護保険など福祉サービスを利用していかに活動量を落とさないかが本症例の予後に大きく影響を及ぼしてくる．

現時点で，週1回のデイケア，訪問看護，訪問入浴などの手配は行っているところだそうだ．ま

た，家屋の改造として段差の解消，電動ベッド，ポータブルトイレの導入などの準備も進んでいるとのことである．本症例に対してはまさにチーム医療の必要性を感じた．本症例の生活をよりよいものにするために，あらゆる方面からアプローチしなくてはならない．寝たきり生活を予防することが今後の本症例の最優先の課題となるであろう．

【終わりに】

約7週間を通して本症例を担当させていただき，中枢神経疾患の問題点の多さと治療プログラムの多様さ，重要度の見極め，またご家族が毎回付き添って来られたので，家族への対応も含め多くのことを勉強できた．このような機会を与えてくださった先生方，協力していただいた本症例とご家族の方々に感謝している．

【参考文献】

1) 近藤克則，大井通正：脳卒中リハビリテーション．医歯薬出版，2000.
2) P. M. デービス，冨田昌夫(監訳)，額谷和夫(訳)：Right in the Middle 成人片麻痺の選択的な体幹活動．シュプリンガー・フェアラーク東京，1996. (Davis, P. M.：Right in the Middle. Springer, 1990)
3) 前田真治：老人のリハビリテーション 第5版．福井圀彦(監修)，医学書院，1999.
4) 重野幸次，種村留美：半側空間無視患者におけるADLの問題点．総合リハビリテーション 22 (2)：121-126, 1994.
5) 豊田章弘：脳卒中急性期から亜急性期にかけての半側空間無視の臨床経過と予後予測．リハ医学 37：508-516, 2000.
6) 根本明宜：早期ADL自立をめざした急性期からの歩行訓練．PTジャーナル 30 (4)：224-231, 1996.
7) 網本 和，杉本 諭ほか：高次脳機能障害を伴う重症片麻痺例に対する早期誘発歩行訓練の効果について．理学療法ジャーナル 26 (3)：205-209, 1992.
8) 福井宏紀，諸橋 勇，高橋 明：脳卒中片麻痺患者のバランス機能と歩容．PTジャーナル 34 (11)：777-783, 2000.
9) 高杉 潤，沼田憲治：脳卒中のバランス障害と高次神経機能障害．PTジャーナル 34 (11)：784-791, 2000.

解　説

　レポートから重い高次脳機能障害を呈する患者に対し，訓練の効果がなかなかあがらず，苦労をして勉強を重ねていったことが伝わってくる．患者への関わり方，訓練の内容，訓練場所の設定にいたるまで工夫を重ねていったことがよくわかる．ポイントをひとつにしぼって記載することも重要であるが，今回のレポートは「高次脳機能障害を呈する患者に対してさまざまな工夫をしながら関わった」という立場から評価できる．

【はじめに】
　この実習では患者の退院後の生活をいかに快適にするかを重視したと明示している．

【症　例】
　総論「症例レポート作成の手引き」3.3症例の紹介で列挙した7項目の内容は，現病歴や個人的・社会的背景の項に分散して記載されている．退院後の家族の介護を重視しているこのレポートでは，身長，体重の記載は欠かせない．

【現病歴】
　発症から症例の担当までの期間が長く，すでに理学療法が開始されていれば，その経過をまとめておく．このレポートでは，症例担当開始後の肩関節亜脱臼についても触れている．

【既往歴・合併症】
　既往歴には，現病と関係がない場合と，ある場合とがある．筆者は前者を合併症と呼んで区別しているが，既往症としてまとめてよい．現症と関連が考えられる場合には詳しく記載しておく．このレポートで発症時，手術時の年齢が記載されているのはよいが，カルテに手術の年月日が書いてあれば，それを転記しておく．

【個人的・社会的背景】
　家族構成を家系図を使って簡潔に示し，他の情報は箇条書きで示している．既往歴が多彩なので，発症前の生活レベルの情報が欲しい．ADLは全自立していたのか，一人で外出はできていたのか，活動的だったのか，もともと家にいることが多かったのか．高齢の中枢神経疾患の患者にとって重要な情報である．また，「依存傾向が強い」ことも問題となっているので，性格などの情報もあると，症例の問題点がより明確になる．退院後の生活に特に注目しているので，誰がキーパーソンか，家屋の構造も間取りなど，いま少し詳しい情報が欲しい．家族，患者の希望は別に項を設けて記載している．

【ニーズ】
　はじめにでも触れられているように，この症例の治療の目的は，患者の退院後の生活をいかに快適にするかにある．それには，患者や家族の要望を的確にとらえて，何ができ，何ができないかを判断しなければならない．

【医学的情報】(他部門情報)
　脳血管障害の実習ではレポートにCT所見やMRI所見のスケッチを入れると，脳の病巣の位置や大きさが文章の説明だけよりも，わかりやすいことがある．カルテの記載だけでは理解できないことも多いので，成書を参考にしたり担当医に教えてもらいながら，要点をおさえて描く工夫が必要になる．大変ではあるが，このような作業を通じてCT画像，MRI画像に対する理解が深まるのでお勧めしたい．

　内科的な治療方法の確認も必要である．今回の症例に関しては不明であるが，脳梗塞の場合にもヘパリン(Heparin)，ワーファリン(Warfarin)などの抗凝血薬を使った血栓溶解療法が実施されることがある．その際は，易出血性など訓練中に留意しなければならない．治療薬の取り扱いは軽視されがちであるが，このレポートのようにリストに薬効を添えておくとわかりやすい．

　リスク管理についても触れておきたい．今回のように高齢のCVA患者では，訓練中の中止基準(BP，HRなど)を主治医もしくはリハ医と確認していたはずである．特に今回の症例ではベース

に心疾患があり，しかも心不全悪化のため再入院をしているので，初期の段階ではかなりリスクは高かったのではなかろうか．訓練中止，休息をとる基準，心電図モニターの必要性などは重要な情報である．

【機能診断学的評価】

患者の第一印象が付記されているが，治療の経過を全人的に評価するにあたって重要な情報であり，よい試みである．ただ，患者のネガティブな面を強調しすぎないような配慮が必要である．

表を用いて初期評価と最終評価とを検査項目別に対応させているので実習期間中の変化が一目でわかる．レジュメをまとめる際に使った対応表とほぼ同じ内容であるが，利用できるものは利用してよい．評価項目も，数値であらわせるものを多く取り入れ，数値であらわせないものは文章で補足している．この表に実習の記録として肉付けを考えてみよう．

高次脳機能障害がある本症例では，障害に対して個別的な評価を進める前に一般状況，全身状態について今少し詳しい記載が欲しい．ベッドサイドで行ったなら訪室時の状況，訓練室なら来室時の状況（印象として記載されているが），全身状態としての意識レベル（CVA患者には欠かせない），コミュニケーション能力，バイタルサイン（血圧，脈拍数，不整脈，呼吸数，SaO_2，…），耐久性などである．以下，見出し項目別にコメントする．

・高次脳機能障害について：精神機能状態も同じ枠内に書かれているが，精神機能は別に記載してもよい．ただし，高次脳機能障害に起因しているものもあるので，明確に分けることが難しいことも多い．意識レベルは初期評価の妥当性を低下させる要因にもなるので記載しておく．

・「健側」について：問題点の中では「非麻痺側」という形で記載されているが，統一した方がよい．解説者は，片麻痺患者の場合には純粋に「健側」として機能しない場合が多いので，「非麻痺側」の方がよいと考えている．

・病棟内ADLについて：今回の症例では，ADLの介助量が多いこと，ADL介助量を軽減することにポイントをおいている．したがってBarthel Indexを10項目の構成要素に分けて示し，具体的に減点項目は何か記載した方が症例の全体像をつかみやすい．

・坐位姿勢・バランス：「背筋」は，PT評価の記載として適切な言葉ではない．「体幹の伸展」などの言葉の方が適切．「左への荷重は～」，初期と終了時で記載方法が異なるが，変える理由があれば違いをわかりやすく示す．

・リスク管理：血圧の変化が取り上げられているが，全身状態とまとめて記載してよい．

・歩行訓練について：この症例ではADLの改善はほとんど期待できなかった．しかし，立位時の左の支持性が改善され，右脚が動かしやすくなったというコメントがある．実習生として苦労を重ねたのであるから，この点を成果として取り上げ，論じても良かった．

また問題点にあがっている「W/C操作」についての評価が記載されていない．「移動能力」という形で取り上げるとよい．W/C耐久性（W/C乗車○分可など）の情報も入れておきたい．

評価の記載の順番も，坐位バランスなどの前にある「ADL」を最後に移し，その直前に移動能力関連の記述を入れるとわかりやすい．レポートの書き方とは関係ないが，この患者にLLBをなぜ使用しなかったのか疑問が残る．Br. stageがⅡであれば，解説者はLLBが第1選択だと考えたいが，何か理由があったのだろうか．

【問題点】

まず基礎疾患を取り上げ，次いで慣用されているIDHレベル別の整理を行っている．基礎疾患は訓練時のリスク管理に関連して注目される．Impairment level以下では，前項と同様に初期評価時の問題点と最終評価時の問題点とを対応させているが，番号は必ずしも対応していない．

解説者の好みと言えようが，何が問題なのかが明白になるような言葉を使いたい．たとえば，Handicap levelの初期評価2）で，この時点で家

屋改造の必要性が検討されていないことが問題なら「自宅復帰プランの未検討」というのはどうだろうか．最終評価の1），2）も同様である．自宅復帰へ向けてのプラン作りがまだ完了していないことをあげているので，「家屋改造必要性の未検討，家屋改造プランの未作成・未実施」，つまりは「自宅復帰へむけての環境調整，準備の不足」ということになる．また，マンパワーはあると最初の方にあったが，考察を読むと十分ではないので，「マンパワーの不足」もあげておいた方がよい．

【治療目標】

問題点に基づいてできるだけ具体的に治療目標を設定する．脳血管障害患者の常として多くの障害が関連しあっているが，短期目標では，このレポートのようにできるだけ個別に設定する．一方，長期目標は，高度の片麻痺患者なので，総合的に改善を期待するしかない．

【治療プログラム】

10条に箇条書きにして内容を示しているが，抽象的である．回数など数値を入れて具体的に示す．約2週間後に見直して立てた補正案は，具体的になっているが数値による表示はない．

【具体的な治療プログラムの流れ】

最初に立てた治療プログラムと経過を見てから作成した補正案に基づいて，実際にどんなことをしたかを述べている．患者のその日の状態を見ながら運動量を調節するので，何回というような数値は入れられない．一部，治療の根拠にも言及しているが，この程度の説明はここで行ってもよいであろう．

【治療経過】

治療中の工夫を入れながら回復がみられた障害を中心に結果を述べている．

【考　察】

このレポートでは，テーマとして「評価」，「治療目標設定と治療プログラム」，「リハの進め方」，「予後」の4点を取り上げている．重度の左片麻痺を対象とした実習であったので，この他にもいろいろテーマがあったと考えられるが，重要な問題に絞って，内容のある考察がなされている．

＜評価に関して＞では，この患者の障害の中でも，退院後の生活で重要な四肢の問題，リハ実施上重要な高次機能障害の問題を取り上げている．高次機能障害と痴呆がある患者でどのように感覚検査を実施したか，実習生の工夫と評価が読み取れる．

全体的に，評価から得られたことをどう問題点としてとらえたかというふうに記載されているので，＜評価に関して＞というより＜評価・問題点について＞という方が適当だったかもしれない．

＜治療目標設定，治療プログラムに関して＞では，目標設定をし，症例の問題点を自分なりに変化させながら，治療プログラムを変更したり工夫をしたことが示されている．

＜リハの進め方＞では，退院後の生活を念頭において進めた7週間のリハを実施の方法と結果を対比させながら論じ，最後に反省を加えている．

高次脳機能障害，特に左片麻痺患者にあらわれる特有の症状について訓練中に苦難したこと，そのために工夫した点などが記載されていて，文献などを読んで勉強しながら行ったことがわかる．空間の認知，状況判断などの能力が低下している注意障害のある患者は，動作を学習しやすいよう，混乱させないような訓練方法を考えることはきわめて重要である．また，改善された点を自分なりに理由付けしている．

＜予後に関して＞の項では，機能や生存などの医学的な予後だけでなく，在宅介護全体を視野に入れて論じている．やや羅列的になってしまったが重要なポイントを教えてくれる．

【まとめ（あとがき）】

実習の要約は行わず，実習生自身の感想と患者本人，家族，指導者たちへの謝辞が述べられている．

【参考・引用文献】

レポート中の特定の個所で参照した文献は番号をつけて対応を明示する．

VI.
小脳橋角部神経鞘腫摘出術後の理学療法

A：レジュメ

【はじめに】
　今回，右上下肢・体幹の運動失調，右顔面神経麻痺，嚥下障害，および構音障害を呈した右小脳橋角部神経鞘腫摘出術後の33歳の女性を受け持ち，検査・評価・治療を行った．患者は術後から精神的に不安定で，リハビリテーション（以下リハ）に対する意欲が感じられず，それが検査・治療に大きく影響した．訓練を行うにあたって患者とのコミュニケーションをとるよう心掛けたが，十分なコミュニケーションをとれるまでには至らなかった．

【症例紹介】
氏名／性別：K.T.／女性
生年月日／年齢：昭和40年6月25日／33歳
身長／体重：153 cm／45 kg（術前は50 kg）
疾患名：右小脳橋角部神経鞘腫
障害名：右上下肢・体幹運動失調，右顔面麻痺，嚥下障害，構音障害
合併症：術後せん妄，薬疹
主訴：顔が腫れて話しにくい，歩く時ふらふらする，左脇腹のあざが痛い．
ニーズ：退院して家に帰りたい．
現病歴：
H9.夏（妊娠中期）　めまい出現，右脱力感あり，歩行障害（右へ寄る）出現．
H10.1.25（出産）　頭痛出現，歩行障害（乱れ）出現，右口角からの流涎悪化．
H10.2.28　CTにて右小脳橋角部神経鞘腫（＋），右内耳孔拡大（＋）
H10.3.10　摘出手術施行
H10.4.15　リハ科併診
既往歴：H7.8　突発性難聴
家族構成：夫と子供2人（長女9歳，長男3カ月）あり．キーパーソンは夫である．家庭では夫は暴力をふるうことがある．今回の入院で生後3カ月の長男の世話のことでもめている．
職業歴：内職（ボールペンの組立）
入院前のADL：家事・育児を行っていた．
家屋構造：2階建て，1階に風呂・トイレあり，寝室は2階．
環境：駅から徒歩20分，スーパーまで徒歩10分，家の周囲は平坦な道路で階段や坂はない．

【医学的情報】
　ドクターより：今回の摘出手術では腫瘍を全部とりきれていないので，再手術を予定している．
　画像所見：症例レポート図1（p.80）参照．
　病巣の模式図：症例レポート図2（p.80）参照．

【理学療法検査】

	初期評価	最終評価
来室状況	軽介助歩行．右へふらつき安定感なし	独歩でふらつきは減少
視診	右顔面麻痺と右頬下部の腫脹が目立ち，上下肢に茶褐色の皮疹あり．左脇腹に肋骨縁に沿ったあざあり（圧痛・運動痛あり）	右顔面麻痺はあるも右頬下部の腫脹はひいてきた．左脇腹は皮膚手術を行ったものの同様の疼痛あり
意識障害	JCS＝I-2　見当識障害あり	alertまたはJCS＝I-1
一般情報	コミュニケーション：構音障害あり，発語量少，指示理解可能． モチベーション：？	コミュニケーション：構音障害あり，発語量増加，質問あり モチベーション：あり
全身状態	血圧：安静時 103/62（mmHg） 　　　訓練後 115/78（mmHg） 脈拍：安静時 112（回/分）	血圧：安静時 89/58（mmHg） 　　　訓練後 94/64（mmHg） 脈拍：安静時 97（回/分）
腱・病的反射	膝蓋腱・アキレス腱反射（＋，＋） 病的反射（－）	正常
筋緊張	上腕二頭筋・上腕三頭筋・大腿四頭筋・ハムストリングスで左右下肢ともにやや低下（左右差なし）	正常
脳神経	三叉神経（顔面感覚）：右鈍麻 顔面神経（顔面運動）：右上・中・下顔面運動麻痺 聴神経：神経性難聴　右（＋），耳鳴　右（＋） 　　　回転性めまい（＋）	三叉神経（顔面感覚）：変化なし 顔面神経（顔面運動）：ほとんど変化なし 聴神経：神経性難聴，耳鳴変化なし 　　　回転性めまい（－）
平衡感覚	坐位：保護伸展反応　右（＋）弱 立位：ホッピング・ステッピング反応　右（＋）弱	坐位：正常 立位：正常
協調運動	立位：ロンベルグ徴候（＋），マン試験（＋） 歩行：歩隔広く右への動揺強．上肢外転，足尖の向きやや右向き．歩行器使用で左右動揺減少 四肢の運動失調：踵膝テストで右測定過大，鼻指鼻，回内回外テストで右測定過大，企図振戦あり	立位：変化なし 歩行：歩幅狭まり右への動揺減少．上肢は体側に垂らし振ることはない 四肢の運動失調：変化なし
表在感覚	触覚・痛覚ともに右軽度鈍麻	変化なし
深部感覚	正常（足趾）	正常（足趾）
関節可動域	SLR　　55°/50°　足背屈 10°/10° （膝伸展）	SLR　　60°/65°　足背屈 10°/10° （膝伸展）
筋力（MMT）	下肢：2^+〜3^+ 右顔面：眼輪筋3，他0	下肢：3〜3^+ 右顔面：変化なし
起居動作	寝返り・起き上がり・立ち上がり：可能 四つ這い位：左脇腹の疼痛のため不可 膝立ち位：保持20秒可能 片足立ち：不可，右前方へのふらつき大	四つ這い位：保持10秒可能．右上肢・両下肢を挙上すると保持不可 膝立ち位：保持30秒可能 片足立ち：左下肢支持では約10秒保持可能
歩行動作	足底全接地で右足尖は進行方向よりやや右向き．PT室2周で疲労を訴える	踵接地あり足尖は進行方向を向くようになった．PT室4周可能，10m 15秒，23歩
階段昇降	高さ11cm 5段を5往復で疲労を訴える．手すり使用で一足一段可能	高さ11・18cm（計8段）を8往復しても疲労しない．手すり使用せず一足一段可能．足首に0.5kgの重錘をつけ6往復可能（手すり使用）

【問題点】

初期評価より	最終評価より
#1　全身状態低下	#1　全身状態低下
#2　意識障害	#2　筋力低下
#3　筋力低下(特に体幹・下肢)	#3　運動失調(動的．右上下肢・体幹)
#4　運動失調(動的．右上下肢・体幹)	#4　右顔面運動麻痺
#5　右顔面神経麻痺	#5　関節可動域制限(Hamstrings, Triceps surae の短縮)
#6　訓練意欲の低下	#6　歩行能力低下
#7　関節可動域制限(Hamstrings, Triceps surae の短縮)	#7　家庭復帰困難
#8　歩行能力低下	
#9　起居動作能力低下	
#10　日常生活動作困難	
#11　家庭復帰困難	

【ゴール】

初期評価より	最終評価より
(1) 短期ゴール	(1) 短期ゴール
①全身状態の改善	①耐久性向上
②筋力増強	②筋力増強
③関節可動域の維持・改善	③関節可動域の改善
④起居動作能力の向上(自立)	④歩行能力向上
⑤歩行能力の向上(独歩獲得)	(歩容の改善，歩行距離の延長)
(2) 長期ゴール	(2) 長期ゴール
①全身状態の改善	①実用歩行獲得(独歩)
②筋力増強	②家庭復帰(家事・育児)
③歩行能力向上(実用歩行獲得)	
④家庭復帰(家事・育児)	

【治療プログラム】

初期評価より	最終評価より
(1) 歩行訓練	(1) 歩行訓練
(2) 階段昇降訓練	(2) 階段昇降訓練
(3) 立ち上がり・坐り(椅子・床)	(3) 筋力増強訓練
(4) 筋力増強訓練	(4) 協調訓練
(5) 片足立ち	(5) 低周波・マッサージ
(6) 膝立ち	(6) 関節可動域訓練
(7) 低周波・マッサージ・介助運動	
(8) 関節可動域訓練	

【治療経過】

(1) 歩行訓練：軽介助，walker 使用による歩行をPT室2周から開始．疲労の訴えや歩容の変化を目安に，できるだけ一定のリズムで下肢を高く蹴り上げることを意識させ，徐々に距離やスピードを増していった．最終評価では独歩にてPT室4周，10m歩行15秒，足首に重り(0.5kg)をつけて行っても疲労の訴え・ため息減少．

(2) 階段昇降：手すり使用，一足一段にて11cm・5段を2往復から開始．訓練最終では手すり使用せず，18cm・3段も合わせて8往復程度行うことが可能となった．

(3) 立ち上がり・坐り：45cmベッド・椅子を使用し，上肢支持なく5回ずつ施行．はじめは

ゆっくり行えなかったが，立ち上がり台を30cmにしても可能となり，10回以上行っても会話し笑顔を見せることがあった．

（4）筋力増強訓練：下肢筋力が2^+〜3^+なので自動介助運動，セッティングなどの自動運動，重錘・セラチューブによる抵抗運動を選択して施行．頻度10〜30回で収縮時間を3〜5秒とした．しかし正確な肢位で持続して行うことが困難であり，筋力増強効果が少ないと考え，これを主体には行わなかった．ブリッジングでは両足支持から片足支持（足組み）で15回可能となった．

（5）片足立ち：ふらつき（特に右へ）が強く保持が困難だったが，最終評価では左下肢支持で可能となった．

（6）膝立ち：軽介助で横移動を行った．めまいとその恐怖感により困難だったが，めまいがなくなってきた頃には訴えなく行えた．

（7）低周波・マッサージ・顔面筋介助運動：3カ所各部位に3〜5分，刺激時間100msecで施行．強さ－時間曲線より活動電位の閾値が低下し，興奮性が高まる効果が得られた．

（8）関節可動域訓練：病棟で自主的に行う方法を指導．時に歩行中にそれを取り入れ施行．SLRでは改善がみられた．

〔注意事項〕日々の訓練内容は意識障害，訓練に対する意欲低下，低栄養を考慮し，患者のその日の体調や訴えを聞きながら決定．全身持久力の向上，筋力増強，協調性の向上を主目的として歩行訓練，階段昇降訓練を中心に行い，筋力増強，関節可動域訓練を組み合わせて付け加え，また身体的・精神的苦痛を与えないように過負荷を避けた．

【考　察】

今回，検査・評価・治療を行っていくうえで重要な問題となったのは，術後の全身状態の低下，訓練意欲の低下，筋力低下だった．これらに対して歩行，階段昇降，立ち上がり・坐りなどの動作を中心に訓練をすすめ，それらの向上を図った．しかし，最終評価では全身状態やその動作の改善，訓練に対する意欲の向上がみられたものの，筋力はほとんど増強されていなかった．これは結果だけをみれば訓練内容が不適当であったと考えてしまいそうだが，今回は意欲の向上を主目的において，患者に身体的・精神的苦痛を与えないような範囲で訓練を行うようにしたので，たとえ筋力に客観的な改善がみられなくても，総合的にみて治療の効果が得られたと考えた．

【最後に】

意欲の低下に関して，訓練を通じて精神的に活気をもたせ，意欲を向上させることの困難さを感じた．患者の問題点をあげることも簡単ではなかったが，患者とどのように接し，指示を行えばよいのかがわからず苦労した．

自分の障害のこと，家族のこと，入院生活のことなど，患者自身にしかわからない悩みに対して私には深入りできない部分があり，しかしその一方で，訓練をしなければ問題は解決できず，その立案や進行に戸惑いを強く感じた．

B：症例レポート

【はじめに】

今回，右上下肢・体幹の運動失調，右顔面神経麻痺，嚥下障害，および構音障害を呈した右小脳橋角部神経鞘腫摘出術後の患者を受け持ち，検査・評価・治療を行った．患者は1年前からめまいや右半身の脱力感が続いていた．今年の1月下旬，長男の出産を機に症状が悪化し，検査の結果，右小脳橋角部神経鞘腫と診断され，3月上旬に摘出手術を受けた．

臥床による耐久力や筋力の低下がある上、手術直後から精神的に不安定で、検査や訓練に積極的でなく、訓練が困難であった．33歳と若く，9歳の長女と生後3カ月の長男の母親であることもリハビリテーション（以下リハ）を進める上で考慮しなければならない重要な問題であった．

【症例紹介】

氏名/性別：K.T./女性

生年月日/年齢：S40.6.25/33歳

身長/体重：153 cm/45 kg（H10.4.20.術前は50 kg）

疾患名：右小脳橋角部神経鞘腫

障害名：右上下肢・体幹運動失調，右顔面麻痺，嚥下障害，構音障害

合併症：術後せん妄，薬疹

主訴：顔が腫れて話しにくい，歩く時ふらふらする，左脇腹のあざが痛い．

ニーズ：退院して家に帰りたい．

現病歴：

H9.夏（妊娠中期）　めまい出現，右脱力感あり．歩行障害（右へ寄る）出現．

H10.1.25（出産）　頭痛出現，歩行障害（乱れ）出現，つたい歩きとなる．以前よりあった右口角からの流涎悪化．

H10.2.28　X-pで右内耳孔拡大（＋），CTにて右小脳橋角部神経鞘腫の診断．

H10.3.10　摘出手術施行

H10.3.31　薬疹で皮膚科へ転科

H10.4.14　脳外科へ戻る．

H10.4.15　リハ科併診

既往歴：H7.8　突発性難聴

家族歴：薬物アレルギー（－）

家族構成：夫と子供2人（長女9歳，長男3カ月）．キーパーソンは夫である．夫は暴力をふるうときがある．今回の入院に当たり，生後3カ月の長男の世話を誰がするかで意見が合わない．

職業歴：内職（ボールペンの組立）

入院前のADL：家事・育児を行っていた．

家屋構造：2階建て，1階に風呂とトイレがある．寝室は2階にある．

環境：自宅は駅から徒歩20分，スーパーまで徒歩10分，家周囲は平坦な道路で階段や坂はない．

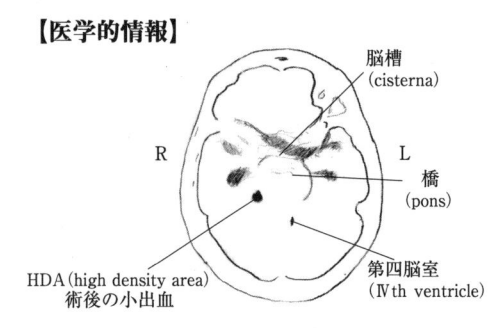

【医学的情報】

図1　画像所見

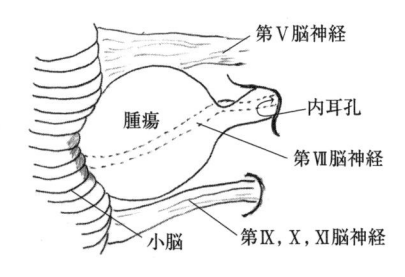

図2　病巣の模式図
ドクターのスケッチを参考書の脳神経の走行を見ながら補った．

（1）ドクターより：今回の摘出手術では腫瘍を全部取りきれていない．再手術予定．

(2) ナースより：病棟ではほとんどベッドで寝ている状況．入浴はシャワーのみ軽介助．

【初期評価】
4/16～4/23 PT室にて実施．
(1) 来室状況：独歩，軽介助にて来室，歩行はふらつき安定感なし．鼻腔チューブをつけ，眼鏡をかけ，髪は適当に結んであった．
(2) 視診：右顔面麻痺あり．右頬下部には腫脹，上下肢には茶褐色の発疹あり，左側腹部第7肋骨縁に沿って内出血が認められた（圧痛・運動痛あり）．
(3) 意識状態
　JCS＝I-2　見当識障害あり
(4) コミュニケーション
・コミュニケーション：構音障害あり．発語量少ないが，指示は理解可能．返事・挨拶の回数が少ない．
・モチベーション：低い
(5) 全身状態：坐位で測定．
　血圧（安静時）　103/62（mmHg）
　　　（訓練後）　115/78（mmHg）
　脈拍（安静時）　112（回/分）
(6) 腱反射・病的反射（右，左）
　右膝蓋腱反射亢進
　右アキレス腱反射亢進
　ホフマン（－，－）
　トレムナー（－，－）
　バビンスキー（－，－）
　クローヌス（－，－）
(7) 筋緊張：上腕二頭筋，上腕三頭筋，大腿四頭筋，ハムストリングスで左右ともやや低下．左右差なし．
(8) 脳神経
① 三叉神経：触覚（V_1～V_3）右…鈍麻（5/10），左…軽度鈍麻（9/10）
② 顔面神経：右…上部・中部・下部顔面筋運動麻痺，左…正常
③ 聴神経

・神経性難聴（＋，－）
・音叉検査：左右とも正常
・耳鳴（＋，－）
・回転性めまい（＋）
④ 舌下神経：軽度運動麻痺
(9) 平衡感覚
〔坐位〕
・頭部，体幹の立ち直り（＋，＋）
・保護伸展反応（＋，＋）右やや弱い
〔立位〕
・ホッピング反応（＋，＋）右やや弱い
・ステッピング反応（＋，＋）右やや弱い
・足関節背屈反応（＋，＋）
(10) 協調運動
① 坐位：上肢支持なく安定し，体幹後傾で大腿部をベッドから浮かせても体幹は動揺せず安定．
② 立位：wide base standingで上肢は外転位をとる．動揺がみられるが保持は可能，安定してくると上肢を外転しなくても立位可能となる．ロンベルグ徴候（＋）で右後方への動揺あり．マン試験（＋）．
③ 歩行：wide base gaitで左右方向に動揺があり，特に右方向への動揺が強い．上肢は外転し，振り出しは不規則．内反尖足．walkerを使用すると歩隔が狭まり，左右方向の動揺が減少．
④ 言語：構音障害あり，声量小さく口調は緩慢．
⑤ 四肢の運動失調
・鼻指鼻テスト：右に企図振戦，測定過大あり．
・踵膝テスト：まっすぐ円滑に滑らすことができたが，右に測定過大あり．
・膝叩打テスト：左右ともペースがくずれるが，膝上を素早く叩打することができた．
・回内回外テスト（10秒間）：右…10回・不規則・ゆっくり，左…24回・不規則
・フットパットテスト：左右とも素早く行えたが不規則．
(11) 表在感覚
① 触覚：右下肢…軽度鈍麻（9/10），

　　　　左下肢…正常
② 痛覚：右下肢…軽度鈍麻(8/10)，
　　　　左下肢…正常
(12) 深部感覚
　　位置覚
　・足趾(受動運動感覚)…正常
　・足関節…右 4/5，左 5/5
　・膝関節…右 2/5，左 2/5
　・股関節…右 5/5，左 4/5
(13) 関節可動域

表1 関節可動域(単位；°)

関節	運動	右	左
股	屈曲	140	145
膝	SLR	55	50
	屈曲	155	155
	伸展	0	0
足	背屈 (膝伸展位)	10	10

(14) 筋力(MMT)

表2 筋力(MMT)

筋肉	右	左
前頭筋(Epicranius)	0	5
皺眉筋(Corrugator)	0	5
眼輪筋(Orbicularis oculi)	3	5
鼻根筋(Procerus)	0	3
口角挙筋(Levator anguli oris)	0	5
口輪筋(Orbicularis oris)	0	5
腸腰筋(Iliopsoas)	3	3
大殿筋(Gluteus max.)	―	―
中殿筋(Gluteus med.)	2⁺	2⁺
股関節内転筋(Hip adductors)	2⁺	2⁺
大腿四頭筋(Quadriceps)	2⁺	3
ハムストリングス(Hamstrings)	3	3
下腿三頭筋(Triceps surae)	3⁺	3⁺
前脛骨筋(Tibialis anterior)	3	3

(15) 起居動作

① 寝返り：頸部屈曲・回旋，肩伸展(肘屈曲)で上体を起こし，on elbowsになり，このとき股・膝が屈曲してくる．体幹回旋でon elbowになり，肘で床を押し，その勢いで側臥位となる．

② 起き上がり：①同様にon elbowとなり，肘で床を押しon handになる．このとき下肢が屈曲して宙に浮く．徐々に手で床を押し長坐位となる．動作中頭部を動揺させないようにしている．

③ 端坐位：脊柱を中間位に保てるが，その保持時間は短く，しばらくすると胸腰椎を後彎させ円背となり，さらに足を組む．前後左右への動揺はみられない．

④ 端坐位からの立ち上がり：股・膝屈曲約90°の安定した端坐位からの立ち上がりは，体幹前傾で殿部をベッドから浮かし，体幹・股・膝伸展で立位となる．上肢の支持なしで可能．

⑤ 立位：(10)協調運動②(初期)同様．

⑥ 正座から膝立ち位：正座から体幹屈曲で十分に重心を前方へ移動させながら体幹・股を伸展し，頭部・体幹を正中位に移動していく．動揺が前後左右に軽度みられ，保持は約20秒可能である．

⑦ 正座から四つ這い位：左脇腹の運動痛のため不可．

(16) 歩行：(10)協調運動③(初期)同様．足底全接地で右股は内旋位，右足尖は進行方向よりやや右向き．PT室(約40m)2周可能．介助歩行．

(17) 階段昇降：高さ11cmの階段5段を5往復で疲労する．一足一段で昇降可能だが，右手で手すりを使用する．

【作業療法士からの情報】

(1) 関節可動域：参考可動域に達している．左右差なし．左肩関節の屈曲・外転は左脇腹の運動痛のため測定不可．

(2) 筋力

表3 筋力(MMT)

筋肉	右	左
僧帽筋(Trapezius)	3	3
三角筋(Deltoid)	3⁻	3
上腕二頭筋(Biceps Brachii)	3⁺	3〜4⁻
上腕三頭筋(Triceps Brachii)	3⁺	3〜4⁻

(3) 握力：右 0 kg，左 6.5 kg

(4) 上肢の表在感覚

中枢部…右軽度鈍麻(8/10)

末梢部…右鈍麻(5/10)

(5) 日常生活動作：Barthel Index = 50 点
・嚥下障害あり，経口摂取はゼリーのみ．
・食事は坐位にてスプーン使用．
・上下更衣動作は時に軽介助．
・入浴3回/週，シャワーで要介助．
・排尿，排便コントロールは良好．
・排泄はトイレ使用，日中軽介助，夜間は車いす移動で移乗は自立．

【初期評価からの問題点】
　＊Impairment level
#1　全身状態低下
#2　意識障害
#3　筋力低下（特に体幹・下肢）
#4　運動失調（右上下肢・体幹）
#5　右顔面運動麻痺
#6　訓練意欲の低下
#7　関節可動域制限
　　（Hamstrings，Triceps surae の短縮）
　＊Disability level
#8　歩行能力低下
#9　起居動作能力低下
#10　日常生活動作困難
　＊Handicap level
#11　家庭復帰困難

【ゴール】
(1) 短期ゴール
　① 全身状態の改善
　② 筋力増強
　③ 関節可動域の維持・改善
　④ 起居動作能力の向上（自立）
　⑤ 歩行能力の向上（独歩獲得）
(2) 長期ゴール
　① 全身状態の改善
　② 筋力増強
　③ 歩行能力向上（実用歩行獲得）
　④ 家庭復帰（家事・育児）

【治療プログラム】
(1) 歩行訓練：#1〜4，6〜11
　監視またはwalker使用による歩行訓練．持続して行うことによって全身耐久性の向上，筋力向上，運動のコントロール向上を主な目的とする．walkerを使用して体幹動揺を減少させたり，重錘（0.25〜0.5kg）を足首につけて下肢の動揺を防止しつつ筋力増強を行い，徐々に歩く距離を増やすようにする．

(2) 階段昇降訓練：#1〜4，6〜11
　手すり使用または不使用による階段昇降訓練．目的は歩行訓練と同様．勢いまかせで上り下りするのではなく，ゆっくり行わせてCKC（closed kinetic chain）による下肢筋全体の筋力増強を図る．5段の10cm階段を2〜5往復，3段の20cm階段を2〜5往復を行う．

(3) 立ち上がり・坐り訓練：#1〜4，8〜11
　30〜45cmの台またはベッドで行う．立ち上がり・坐りの際，ゆっくり行うことによって身体バランス（運動コントロール）向上や下肢の安定性の獲得，筋力増強を図る．頻度は5〜10回．

(4) 床からの立ち上がり・坐り訓練：#1〜4，8〜11
　CKCによる下肢の筋力増強と，退院後の生活を考えて，ADL訓練として行う．両下肢に十分体重をのせてゆっくり行うようにすることで，筋力増強とバランス保持の向上を目指す．頻度は10回．

(5) ブリッジング：#1〜4，8〜11
　活動性が低い患者に対し積極的な筋力増強は望みにくく，また左脇腹の運動痛，顔面のしびれのため腹臥位ができないので，ブリッジングで殿筋の増強を行う．はじめは両足支持で行い，後に片足を組んで片足支持で行い，負荷量を増やす．3秒保持を10〜20回それぞれ行う．

(6) 筋力増強訓練：#1〜4，8〜11
　自動介助運動，セッティングなどの自動運動，徒手・重錘・セラチューブによる抵抗運動を行う．Gluteus med., Quadriceps, Hip adductor, Triceps

surae に対し 10 〜 20 回，セッティングの場合，保持は 3 〜 5 秒で行う．患者のやる気，疲労や時間的な配分を考え，調整しながら行う．

(7) 膝立ちでの横移動：#1 〜 4，8 〜 11

ベッド上にて左右方向へ移動させる．はじめは軽介助で行い，可能なら自分で行わせる．疲労したら終了するようにする．

(8) 片足立ち：#1 〜 4，8 〜 11

上肢の支持ありで片足立ちを各 5 回行う．下肢・体幹筋力増強とバランス感覚訓練として行う．

(9) 低周波・マッサージ・顔面筋介助運動：#5, 11

右顔面の運動麻痺に対し，電気刺激によって筋収縮を反復させ，筋萎縮を防止する目的で行う．各部位に 3 〜 5 分行い，その後マッサージ，顔面筋介助運動を行う．

(10) 関節可動域訓練：#7, 9, 10

Hamstrings，Triceps surae の短縮に対して他動的・自動的に伸張訓練を行う．自動的訓練では，活動性を高めるために立位をとらせ，足関節を背屈させて Gastrocnemius を伸張し，同時に下肢の筋力増強を目的として行う．Hamstrings は長坐位にて体幹を前傾させて伸張するようにする．なるべくなら PT 室でなく病棟で行うよう指導する．

【治療経過】

4/16 から 5/17（訓練は 4/22 より）まで検査・評価・治療を行った．日々の訓練内容はその日の体調や訴えを聞きながら決定した．患者の精神状態は「術後せん妄」という診断や，第一印象，会話より判断して不安定であると考えたが，正確に把握することは難しかった．初期評価のときから口数が少なく，訓練に対して積極的でなかったため，強制的に行わせるといったことはしないようにし，訓練中も患者と会話をしながらコミュニケーションをとるよう心掛けた．また左脇腹に疼痛（原因不明）があり，「痛いからできない」や「触らないでください」といった訴えを細かく聞き入れ，無理なく毎日の訓練を施行した．図 3 に訓練の全容を示した．

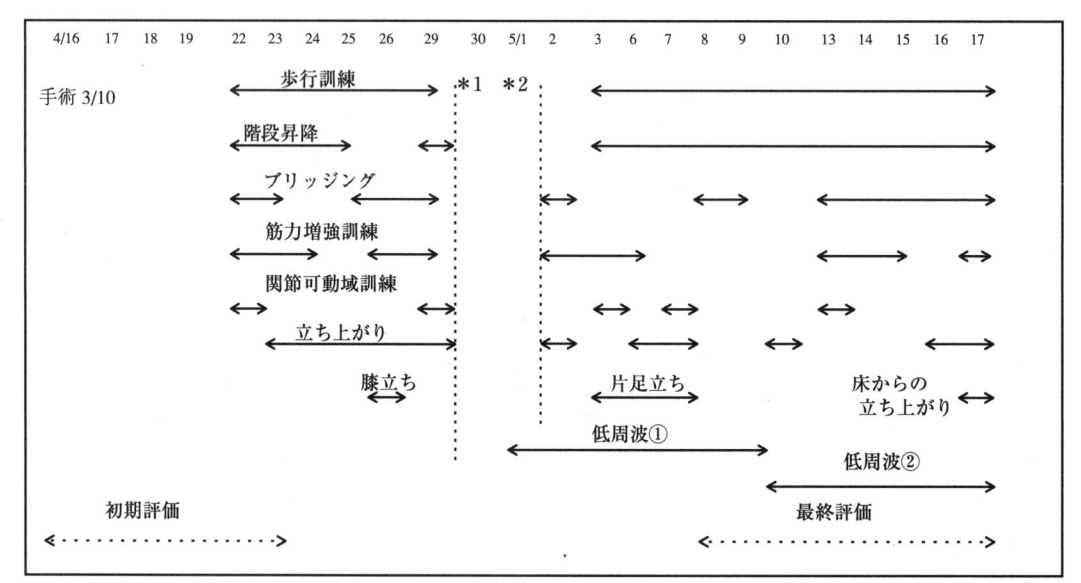

*1 (4/30) ……低血圧により PT・OT 訓練中止
*2 (5/1) ……めまいのため低周波のみ施行（OT は施行した）

図 3　訓練の全容

患者は術直後には嚥下障害があり，4/22まではチューブで栄養摂取をしており，その後必要最低限の栄養しか摂取できていない状態が続いていた．訓練はまず，全身持久力の向上，協調性の向上を主目的として，過負荷を避け，身体的・精神的苦痛を与えないように歩行，階段昇降，起居動作を中心に行い，少しずつ筋力増強，関節可動域訓練を付け加えた．

歩行訓練では歩行のリズム，速さ，遊脚期での股・膝屈曲と床の蹴り上げ，上肢の振りを意識させた．こちらの声かけで改善することが多かったので特に操作せず，また歩容にアプローチするよりもまず歩行の耐久性を向上させるよう，歩行距離を長くすることに重点を置いた．訓練初期はPT室(1周約40 m)を2周で疲労を訴えていたが，最終評価時では4～5周でもそれほど疲労を感じないまでになった．また両足首に重錘(0.25～0.5 kg)をつけて歩行しても，はじめ(訓練1週目)は「重い，だるい」と訴えていたが，訓練3週目には何も訴えなくなった．最終評価では著変はみられないものの，下肢は全体的に2^+～3から3～3^+となり筋力が増強され，また安静時脈拍の減少がみられ，心肺機能の向上が確認された．これは階段昇降も同様で，往復回数が増し(5往復→8往復以上)，重錘をつけていても疲労を感じないまでになった．したがって両訓練は耐久性向上や筋力増強に関して効果的なものであったと言えるだろう．

また両訓練では耐久性の向上だけでなく，歩容の改善も見られた．下肢の振り出しを意識的に行ったことで筋の協調性が増し，歩行中のふらつきや階段昇降での手すり使用による上肢の支えが減少またはなくなったと考えられる．この協調性の改善は，失調そのものが改善したとは言いきれないが，筋力が増強されたことによって関節運動の安定性が増し，歩行動作自体にも安定性が増したと考える．しかし筋力はまだまだ改善しなくてはならないほど弱いので，今後も増強訓練が必要だろう．

立ち上がり・坐り訓練では，45 cmのベッド・椅子を利用し，上肢の支持なく5回ずつ行うことから開始した．はじめはゆっくり行えなかったが，徐々に安定し，立ち上がり台を30 cmにしてもそれが可能になった．動作中左右の膝を合わせないように意識させると，時に可能で，10回以上行っても会話し笑顔を見せることがあった．

患者は再手術(5/23施行予定，一部摘出していなかった腫瘍の摘出手術)が予定されており，そのムンテラが5/10にあったのだが，その日以後患者の訓練に対する積極性が感じられるようになった．それは訓練中の指示に対する返事や態度にあらわれていた．そのやる気が出てきたことを利用して歩行などの動作訓練と筋力増強を併用して訓練を行い，筋力はアップしたのではないかと考えた．

片足立ちでは右へのふらつきが目立ち，保持が困難であったが，最終評価では左下肢支持で可能となった．

膝立ちでは，軽介助のもと横方向への移動を行った．はじめはめまいとその恐怖感により困難だったが，めまいがなくなってきた頃には訴えなく行えるようになった．

低周波による顔面麻痺への治療は，右頬下部の腫脹がひいてきた5/1から開始した．それから1週間motor pointを探してみたが見つからず，クロナキシー測定装置にて強さ－時間曲線を描いてみると，脱神経の曲線が得られた．そのためmotor pointではなく，直接筋を刺激して筋自体の変性を防ぐように試みた．この装置による治療を5/10から行い，再度強さ－時間曲線(strength-duration curve)を描いてみたところ，脱神経筋ではあるものの筋の興奮性が高まった曲線が得られた．実際，患者の表情は変化が見られており，以前よりも顔面が引き締まってきている感じだった．このクロナキシー測定装置による低周波療法は効果的であったと言えるだろう．

【最終評価】

5/8～5/15 PT 室にて実施.

(1) 来室状況：独歩にて来室，歩行は安定してきた．なかなかうちとけないが，以前より話すようになった．笑顔がたまに見られる．

(2) 視診：右顔面麻痺はあるものの，右頰下部の腫脹がひいてきた．左脇腹は皮膚移植術が行われたが，まだ圧痛・運動痛あり．

(3) 意識状態

alert または JCS = I-1

(4) コミュニケーション

・コミュニケーション：大きな変化はないが，発語量は多少増えた．返事・挨拶の回数・声量増加．

・モチベーション：ため息・休息減少

(5) 全身状態：坐位

血圧(安静時) 89/58(mmHg)
　　　(訓練後) 94/64(mmHg)
脈拍(安静時) 97(回／分)

(6) 腱反射・病的反射

病的反射…変化なし

クローヌス…変化なし

(7) 筋緊張：左右下肢筋ともに正常

(8) 脳神経

① 三叉神経：触覚　右…変化なし，左…正常

② 顔面神経：右…ほとんど変化なし，左…正常

③ 聴神経

・神経性難聴：変化なし

・音叉検査：左右とも正常

・耳鳴：変化なし

・回転性めまい(－)

④ 舌下神経：変化なし

(9) 平衡感覚

① 坐位：正常

② 立位：正常

(10) 協調運動

① 坐位：初期評価同様

② 立位：やや wide base standing で，上肢は外転させず立位可能．ロンベルグ肢位(閉眼)で右後方への動揺あり．マン試験では左右ともに左右方向への動揺あり．

③ 歩行：やや wide base gait だが，歩隔は初期より狭まった．左右ともに動揺が見られるが，ふらつきが減少し，安定性が増した．歩行中上肢は体側に垂らし，振らない．

④ 言語：変化なし．声量がやや大きくなった．

⑤ 四肢の運動失調

・鼻指鼻テスト：指を顔面に近づけると顔面がしびれるとのことで検査不能.

・踵膝テスト：右でまっすぐ円滑に動かすこと不可，測定過大(増強)あり.

・膝叩打テスト：右で叩打する位置が一定でなく，ゆっくりとしていた.

・回内回外テスト(10秒間)：右…5回・不規則・非常にゆっくり，左…17回

・フットパットテスト：右…25回，左…25回・不規則.

(11) 表在感覚

① 触覚：右下肢…変化なし，左…正常

② 痛覚：左右とも変化なし

(12) 深部感覚

位置覚：足趾(受動運動感覚)…正常

(13) 関節可動域

表4　関節可動域(単位；°)

関節	運動	右	左
股	屈曲	140	140
膝	SLR*	60	65
	屈曲	155	155
	伸展	0	0
足	背屈	10	10
	(膝伸展位)		

＊SLR：straight leg raising

(14) 筋力(MMT)

表5 筋力(MMT)

筋肉	右	左
前頭筋(Epicranius)	0	5
皺眉筋(Corrugator)	0	5
眼輪筋(Orbicularis oculi)	3	5
鼻根筋(Procerus)	0	5
口角挙筋(Levator anguli oris)	0	5
口輪筋(Orbicularis oris)	3$^-$	5
腸腰筋(Iliopsoas)	3	3
大殿筋(Gluteus max.)	2以上	2以上
中殿筋(Gluteus med.)	2$^+$	3
股関節内転筋(Hip adductors)	2$^+$	2$^+$
大腿四頭筋(Quadriceps)	3$^-$	3$^-$
ハムストリングス(Hamstrings)	3$^+$	3$^+$
下腿三頭筋(Triceps surae)	3$^+$	3$^+$
前脛骨筋(Tibialis anterior)	3$^+$	3$^+$
腓腹筋(Gastrocnemius)	3$^+$	3$^+$
ヒラメ筋(Soleus)	3$^+$	3$^+$

(15) 起居動作
① 寝返り：初期評価同様
② 起き上がり：初期評価同様
③ 端坐位：初期評価同様
④ 立ち上がり：股・膝屈曲約90°の安定した端坐位からの立ち上がりは可能でふらつきもない．30 cm台からの立ち上がりでは下肢がふらつき，上肢での支持を必要とする．坐るときには股を内旋させて左右の膝を合わせ，固定させる．
⑤ 立位：(10)協調運動②(最終)同様．
⑥ 正座から膝立ち位：初期評価同様に膝立ちとなる．動揺はみられず，その保持は約30秒である．
⑦ 正座から四つ這い：ややふらつきが見られるが保持可能．右上肢をベッドから浮かせ動揺が増し，保持できない．下肢は，左右とも浮かそうとすると股・膝を屈曲させ四つ這いを保持できない．左上肢は脇腹の疼痛のため挙上できない．

(16) 歩行：(10)協調運動③(最終)同様．踵接地あり．足尖は初期より進行方向を向く．10 m歩行15秒, 23歩．PT室(約40 m)4周可能．

(17) 階段昇降：高さ11 cm・18 cmの階段を8往復行っても疲労しない．一足一段で手すりは使用しない．足首に0.5 kgの重錘をつけて6往復可能(手すり使用)．

【最終評価からの問題点】
　これまで3週間治療を行ってきたが，最終評価より新たに問題点を列挙した．いくつかは多少の改善が見られたものの，まだ解決できていない問題が多く，初期評価時とあまり変化はない．しかし重要な問題であった訓練意欲の低下が改善してきたため，問題点から除外することができた．

＊ Impairment level
#1　全身状態低下(低血圧，低栄養)
#2　筋力低下
#3　運動失調(動的．右上下肢・体幹)
#4　右顔面運動麻痺
#5　関節可動域
　　(Hamstrings, Triceps surae の短縮)
＊ Disability level
#6　歩行能力低下
＊ Handicap level
#7　家庭復帰困難

【最終目標】
(1) 短期ゴール
　① 耐久性向上
　② 筋力増強
　③ 関節可動域の改善
　④ 歩行能力向上(歩容の改善，歩行距離延長)
(2) 長期ゴール
　① 実用歩行獲得(独歩)
　② 家庭復帰(家事・育児)

【治療プログラム】
(1) 歩行訓練　　　　#1～3, 5～7
(2) 階段昇降訓練　　#1～3, 5～7
(3) 筋力増強訓練　　#1～3, 6, 7
(4) 協調訓練　　　　#1～3, 6, 7
(5) 低周波・マッサージ　#4, 7
(6) 関節可動域訓練　#5

【考察】

患者にみられた意欲低下の原因は，長男の出産を機に神経症状が悪化し，術後せん妄と診断されていることと関連があると考えた．平成10年1月25日に長男（第2子）を出産し，現在3カ月と9歳の子供と離れて暮らしていることや，家庭の事情，入院生活が退屈であることが増悪因子と考えられた．しかし，一部残存している腫瘍の再手術の予定が話されるようになってから訓練意欲（モチベーション）の向上が感じられた．また実習生に慣れてきたせいもあるのか多少発語が増し，話をするようになってきた．しかしコミュニケーションを十分にとれるまでにはなれなかったので，臨床心理士，ソーシャルケースワーカーとの連携が重要な症例と考えられた．

筋力低下に対する訓練は，歩行や階段昇降，立ち上がりといった動作の中での筋力増強を中心に行った．患者のモチベーションが低く，全身状態が低下しており栄養も不十分だったので，特定の筋に的を絞った筋力増強訓練ではうまく行かないと考えたためである．実際，筋トレでは少しずつ行ったにもかかわらず，頻繁にため息がもれたが，歩行などの動作訓練ではため息はそれほど聞かれなかった．しかし，筋力が著明に低下した筋に対しては，きちんと訓練を行わなければならないと考え，3週間訓練を継続した．筋力はほとんど増強できなかったが維持することができたので，実施して良かったと考えたい．

運動失調は前庭神経性と小脳性とに分けられる．どちらも運動制御のフィードバック系が障害されているので[1]，フィードバック情報を増加させることにより運動失調の改善を試みた．そこで歩行などの動作中，重錘による負荷を行った．重錘は0.25〜0.5 kgを使用し[2]，他の訓練と平行して行った．実際歩容は多少よくなったので，他に鏡を利用したり，弾性包帯を巻いたりと，試してみるのもよいと考えた．

前庭神経障害による回転性めまいは，中枢性代償（障害された系でより高次の中枢神経系による修復）や，障害されていない他の系による代行により，程度の差はあってもやがては適応し，改善する可能性がある[3]．また小脳橋角部神経鞘腫などの進行の緩慢な進行性病変では，病気の進行と同時に代償が起こる[3]．実際，初期評価では回転性めまいはあったが，訓練3週後の最終評価ではなくなった．訓練や病棟での生活を通して視覚的平衡機能が代償されたと考えたい．

【反省】

今回反省しなくてはならないのは，患者の服薬を確認していなかったことである．患者は「術後せん妄」ということで下記のように多くの抗うつ薬，抗不安薬を投与されていることは初期評価の頃よりわかっていた．しかし，その主作用，副作用までは考えず，血圧低下，頻脈，めまいなどの症状がみられるのは臥床による廃用性，あるいは疾患による障害と考えていた．そのため，今回の症例報告は，薬剤の影響にはいっさい考慮せずに評価・治療した過程を記した．このことは大いに反省すべき点である．問題の原因をはじめから一つに決めつけるのではなく，あらゆる視点から客観的に考察しなければならないことを改めて思い知った．患者が服用していた薬剤について追記しておく．

5/12 より

① フェノバール（Phenobal：長時間型持続睡眠薬；バルビツール酸）
② デパス（Depas：抗不安薬；ベンゾジアゼピン系）
③ セレネース（Serenace：向精神薬；ブチロフェノン系）
④ アタラックスP（Atarax-P：抗アレルギー，向精神薬；塩酸ヒドロキシジン）

5/25 より

⑤ グラマリール（Gramalil：向精神薬；ベンズアミド系）
⑥ レスリン（Reslin：抗うつ薬；塩酸トラゾドン）

⑦ ソラナックス（Solanax：抗不安薬；ベンゾジアゼピン系）

5/30　薬疹のため，①，⑦服薬中止
5/31　肝機能障害（軽度）あり

【最後に】

今回の患者さんは精神的に不安定で，どのように接したらよいのか困惑することが多かった．親しみをもって接することでコミュニケーションがとれると思っていたが，年齢は私よりも上であるし，こちらからべらべら話し掛けたところで会話が弾むといったわけでもなかった．しかし徐々に会話してくださるようになり，訓練終了後には「ありがとうございました」とよく言ってくださるようになった．モチベーションが向上してきたので，これを機に再手術も乗り切り，その後のリハもがんばってほしいと願っている．

最後に，患者さんにご迷惑をかけたことを心からお詫びし，また協力してくださったことを深く感謝いたします．そして指導・助言してくださったU先生ほか，リハ科の先生方に心から感謝いたします．

【参考文献】

1) 井上隆三：器具を用いた協調訓練．PTジャーナル **28**（9）：607-611, 1994.
2) 立野勝彦：運動失調．実践リハ処方（臨床リハ別冊）．医歯薬出版，1996, 29-32.
3) 徳増厚二：平衡機能障害．PTジャーナル **29**（7）：439-445, 1995.

[MMTの段階づけについて]

症例レポートⅡとⅥとでは，MMTの段階にプラス（+）やマイナス（-）をつけた5⁻，4⁺，3⁻などの評価がなされている．これは，これらのレポートの筆者たちが，このような表記を採用している「徒手筋力検査法第5版」（協同医書出版社）で学習したためである．同書の第6版以降は，このような表記方法を変更し，3⁺，2⁻，(2⁺)を除いてプラス（+）やマイナス（-）を原則としてつけなくなったので，新しい版に準拠したMMT評価からはプラス（+）やマイナス（-）が消えてしまった．新旧両版の対応を簡単にまとめると以下のようになる．

	徒手筋力検査法 第5版（1988～）	新・徒手筋力検査法 第6版（1996～），第7版（2003～）
5⁻	検者の主観的な判断に基づく	なし
4⁺		なし
4⁻		なし
3⁺	重力に抗した運動が全運動範囲可能で，さらに最終域で軽い（わずかな）抵抗に対して保持できる	（5版に追加して）筋力の強さを示すだけでなく，耐久力も表示できる意図で使う場合もある
3⁻	重力に抗した運動が運動範囲の50%以上可能だが最終域には達さない	なし
2⁺	重力を最小にした運動が全運動範囲可能で，さらに重力に抗して運動範囲の一部(50%未満)を動かせる	足関節の底屈のみで用いる
2⁻	重力を最小にした水平面内では運動範囲の一部を動かせる	5版に同じ

文献：津山直一（訳）：新・徒手筋力検査法，原著第7版．協同医書出版社，2003.（Hislop, H.J., Montogomery, J.: Daniels and Worthingham's MUSCLE TESTING Techniques of Manual Examination, 7th Edition, 2002）

解　説

　小脳橋角部神経鞘腫は内耳神経から発生することが多い神経線維細胞腫である．この症例は，平成9年の夏，妊娠中にめまいで発症し，だんだんと小脳症状が加わってきた．平成10年1月25日に出産したが，その後も頭痛や歩行障害など症状の悪化が続き，検査の結果小脳橋角部神経鞘腫の診断が確定し，平成10年3月10日に腫瘍の摘出手術を受けた．実習生が受け持ったのはリハビリテーション（以下リハ）開始直後の4月16日からであるが，年齢が若いこと，手術3カ月前に出産し乳児を抱えながらの治療であることなどが重なって，精神的に不安定な状態の下でのリハという特徴がある．

　このレポートは，実習の流れに沿って，項目を立て，記述を進めている．読者にとっても，時間とともに話が進むので，経過がつかみやすい．

【はじめに】
　症例の特徴の要約，治療上注意すべき点，この報告で注目した点を述べている．

【症例紹介】
　患者の病態は，リハの立場から利用しやすいように疾患名，障害名，合併症と分けて整理されている．

　現病歴：症例紹介の1項目として箇条書きで記されている．この程度にまとめられていると，実習開始までの経過がわかる．

　医師のカルテでは通常，主訴に関係する病気を診断するのに役立つ情報が優先されるが，実習生の症例レポートでは，機能評価や治療につながる問題を中心に取り上げる．脳腫瘍では，初発からの臨床症状の経過が，部位診断のために特に重要である．また手術の期日や，術後の合併症の中から，リハの計画につながる症状，検査所見を選んで記録しておく．出産を機に病状の悪化があったことにも触れられている．手術の術式など，リハの実施に直接関係がなければ簡単に触れるか，省略する．

　主訴：このレポートでも見られるように，患者がもっとも苦痛に思っていることが，リハ治療の主目標になるとは限らない．「左脇腹のあざが痛い」と言われても，実習の主目的として取り上げるわけではない．しかし，リハに集中するあまり患者がもともと何を希望して病院を訪れたのかを忘れないためにも，主訴は記録しておかなければならない．主訴と言っても1個とは限らない．4個も5個も列挙するのは感心しないが，複数あるときには番号をつけて，他の個所での記述との対応を明確にしておく．

　ニーズ：リハで特に重視されるのは患者のニーズである．PTはいろいろな制約の中でニーズ実現のために努力するが，実習生もこの一翼を担って活躍することが稀ではない．

　既往歴：現病変との関連は不明であるが，主病変部位の聴覚の異常を記している．

　家族歴：本来は各種の遺伝性疾患，糖尿病，高血圧，悪性腫瘍などを記載する項目である．薬疹が出て治療を受けたので，家族のアレルギー体質に触れている．

　家族構成：このレポートで書かれている内容は以下の項目とまとめて，個人的・社会的背景というタイトルにした方がよい．内容が個人のプライバシーに関わることなので，収集にあたっても，また管理にあたってもみだりに人目に触れないようにするなど慎重な配慮が必要である．この報告でもすべてを尽しているわけではないが，リハ治療を計画するにあたって患者が置かれている状況を理解するのに役立っている．

【医学的情報】
　医師による診察所見がほとんど書かれていない．それは，医師の診察がもっぱら原因疾患の診断に向けられていて，治療に関する情報は診断名と手術所見に集約されているためである．情報源は主治医からかリハ医からか明示した方がよい．

手術所見は術者が注目した問題を中心に描かれるので，参考書にあるようにわかりやすいものではない．このレポートのように，脳神経を補いながら手書きしてみると，臨床症状を理解するのに役立つ．

ナース情報として病棟でのADLの記載があるが，この文章だとシャワーのみ軽介助で，その他のADLは自立していると誤解をまねきかねない．正しくは入浴はシャワーのみしか行っていなくて，それが軽介助で可能だという意味ではないか．

最後に反省点としてあげられているが，ほとんどの患者が何らかの薬を飲んでいるので，服薬状況を確認しておく．

【初期評価】

リハ治療を始めるにあたっての実習生による詳細な初期評価の記載である．患者の様子が生き生きと描けている．これによって患者の障害の全容を把握し，治療のゴール設定ができるようにつくらなければならないので，これまでに学習してきた知識だけでなく，実習中に得た知識を生かして書く．関節可動域や筋力は，後日の検査結果と比較するので表にまとめてある．この患者では，退院後の家庭生活に問題があるので，できればこの段階から社会的，心理的視点からの評価も加えておきたい．

(9) 平衡感覚の中の記述，保護伸展反応，ホッピング反応，ステッピング反応の「弱い」という表現はあまり使われていない．「反応が出現した」，「反応が遅い」，ホップとステップの大きさが反対側と比べて「小さい」という表現の方が一般的である．

(16) 歩行の中の記述，「介助歩行」のみでは，どれくらいの能力があるのかわかりにくいので，「軽度」「重度」などの介助量も付記する．

【作業療法士からの情報】

他部門からの情報として，作業療法部門で調べられた日常生活動作などの情報が付記されている．どの部門からの情報であっても，必要と考えられた情報は積極的に取り入れる．

【初期評価からの問題点】

初期評価の結果を踏まえて慣用されているIDHの階層別に問題点を列挙している．このようにまとめることによって患者の全体像がモデル化され，ゴールの設定や，治療計画を立てやすくなる．

#6で，「訓練意欲の低下」があげられている．Impairment levelの他の項目が身体的な問題を取り上げているのに対し，心理的な問題である．文献[1]によると，機能障害に知的機能障害と別にその他の心理的機能障害という項目があり，①意識と覚醒状態の障害，②知覚と注意の障害，③情緒と意志の機能の障害，④行動パターンの障害に分かれている．今回の訓練意欲低下は③の意志の障害（積極性の欠如）に当てはまる．

家族構成のところでは主人の暴力や，子供のことが明記されているのに，問題点とゴールの項では家庭復帰と簡単に触れられているに過ぎない．帰宅後の生活を考えると，「世話をすべき子があること」や「維持しなければならない家庭をもっていること」を表面に出して取り上げるべきではないだろうか．

【ゴール】

短期ゴール，長期ゴールに分けて，問題点別に設定されている．番号をつけてあるので，指導者と話がしやすい．このレポートでは実施されていないが，数値的に改善度を示すことができれば，治療効果の判定に役立つ．

歩行訓練の目的として短期ゴール⑤の歩行能力向上（独歩獲得）と長期ゴール③の歩行能力向上（実用歩行獲得）をあげているが，その差が曖昧である．実用歩行という言葉は理学療法の教科書でも使われているが，具体的な内容がはっきりしないので，ゴール設定では使わない方がよい．おそらく，短期ゴールの独歩とは杖なしか，介助なしを意味するのであろうし，長期ゴールの実用歩行とは，買い物に一人で行くとか，電車やバスを一人で利用できるという意味であろう．具体的に書

いた方が後でゴールを達成できたかどうかはっきりする.

【治療プログラム】

作成されたプログラムが, どの問題に向けられたのかを番号をつけて表示している. このことにより治療対象と治療との関係が明確になっている.

患者の子供たちは, この治療期間中どのような世話を誰に受けていたのであろうか. 夫がやっていたのだろうか. キーパーソンは誰に移っていたのだろうか. このように長期間の入院を要する患者は, 治療をさらに広い視野からとらえて, その中で理学療法のプログラムを立案する必要があるが, このレポートでは患者の家庭環境を気にしながらも, 結局手つかずで終わってしまった. リハチームとしてみた場合, 単純に機能改善を図ればすんなり家庭復帰できる症例ではないので, カンファレンスなどで, そういった部分の検討があったのではないかと考えられる.

個々の理学療法の中には, その有効性が臨床試験によって実証されていないものや学校で習わなかったものがあるかもしれない. しかし, 実習施設で使われている治療法であれば, それを学習し効果を観察する姿勢が望ましい. 同時に, 効果を批判的に評価する態度が必要である.

【治療経過】

問題点に対応して立てられた治療プログラムを, 個々の患者の病状に合わせて実施した記録である. 図を使ってどのような治療がいつ行われたかが明示されている. 患者にとっても実習生にとってもはじめての体験が多いので, 上手にまとめるのは大変であるが, 毎日の記録と指導者との対話, 指導をできるだけ詳しく書く. 治療にあたって行ったいろいろな工夫を, その理由とともに書く. このレポートでは, 治療プログラムごとに分けて, 実施状況, 効果の評価をまとめてある. 適宜, 日時の情報が入っているが, 症状の変化が速いものもあるので, いま少しくわしく日付を入れた方がよい. たとえば, 治療経過の最後のところ

で,「めまいがなくなってきた頃」と突然出てくるが, いつ頃からなのか不明である. 確かに初期評価では回転性のめまい(+)で, 最終評価では(−)になっている. これがもっとも大きな改善で, ADLに影響を与えているとしたら, 症状が改善した時期とそれ以前とに分けて, どこかでコメントすべきではないかと考える. 低周波による顔面筋麻痺の治療の記述もわかりやすいが, 効果が低周波によるものか, 自然治癒なのかは, 今回の結果だけでは判断できない.

【最終評価】

治療対象によっては, 最終評価の結果を治療経過と一緒に書いてもよいが, できればこのレポートのように, 別にまとめる方がよい. 治療効果をみる場合, 何よりも結果がどうだったかということが大事だからである. このレポートのように評価日の記載は必須の要件である. 今一つ, このレポートで良い点は, 項目の番号を初期評価と対応させている点で, 治療の効果があったのかなかったのかが, すぐにわかる. また, 表形式にこだわらずに, 微妙な変化のニュアンスを文章で補っていることも成功している. しかし, 起居動作などで「初期評価同様」と書かれている項目が少なくないが, まったく変わらなかったのだろうか疑問が残る.

最後の(17)階段昇降の評価結果には驚かされた. 問題点で運動失調があり, 歩行能力低下の人が, 18cmの階段を手すりなしで8往復できるとは考えにくい. 確かに歩行ができたには違いないだろうが, 何か他に問題はないだろうか. この評価だけみると十分な歩行能力があり, 歩行リハは今後必要ないと考えられる. 一方で, パーキンソン症候群の患者では平地歩行は困難であるが, 階段歩行は十分可能なこともある.

【最終評価からの問題点】

最終評価とは言っても, 実習の期間に合わせた中間評価であるから, ここで改めて問題点を見直し, 治療のゴールを決めて, 治療プログラムを立てなければならない. このことはIDHを使った

問題リスト作成，ゴール設定の再学習につながる．

【最終目標】

治療プログラムを立てるにあたって，問題点を整理し，治療の目的をできるだけ明確にしておくことが重要である．長期ゴールに対しては，すぐにプログラムが立てられないものもあるが，方向性を示しておく．

【治療プログラム】

問題点のリストが書けたところで，今一度治療の目標を確認し，治療プログラムが立てられる．実習が終了した後の問題であるが，医療は実習のある無しにかかわらず継続するので，このような見通しを立てておくことは望ましい．

【考　察】

考察は，症例研究を進めるにあたって気がついたこと，予想と外れたこと，患者の将来の見通しなどのテーマを取り上げ，文献を引用しながら自分の考えを述べる場である．ここでは意欲の低下，筋力低下，運動失調の問題を取り上げている．できれば視点を変えて，筋力とかバランス機能にあまり改善がないのになぜ，ADLが改善したかを動作分析的にまとめて論じてもらいたかった．失調症の患者では，上肢と体幹の位置関係，つまり手をつく位置，立位ではスタンスの幅，位置の違いによって，それまでできなかった起き上がりや立ち上がりができるようになることがしばしば経験される．また，失調の改善はあまりないのに，症例が力を入れるタイミングなどが比較的一定になると，立ち上がりや起き上がり動作は向上する．この症例に対して，ADL向上に何が有効であったと感じたか，何をやるべきだったと考えているか，実習生の考えを示して欲しかった．

施設によっては，考察はポイントを絞ってまとめるように指導されるかも知れない．一方で，せっかく調べたのであるから，考えたことを一通り記載するようにという指導もあるであろう．このレポートは後者のカテゴリーに属するが，他の部分に比べるとやや皮相的で冗長な感じがする．何について考察するのかを簡単に述べた後で，実習生の考えが展開されれば，もっとスマートに仕上がったように感じた．

【反　省】

懸命に努力しても，実習を終わってみるとたくさんの反省すべき点がある．ここでは多種類の抗不安薬を投与されていたにもかかわらず，薬物療法に対する関心が今一つだったことに触れているが，何から何までと言うわけにはいかないであろう．その分，理学療法の展開に力が注がれているので，学生の症例レポートとしては大きな欠陥とはなっていない．

【最後に】

患者とのコミュニケーションの印象と患者の将来への期待など実習のまとめとして良い仕上がりである．患者や実習を見守ってくれた人々に対する謝辞も自然で気持ちがよい．

【参考・引用文献】

症例研究の主目的は患者との接触を自分がどのように活かせたかの記録である．実習での経験を契機に問題をどんどん掘り下げることは望ましいが，実習生活を総括してから先に進むようにした方がよい．どんな問題でもたくさんの先人の仕事があるので，症例レポートと一緒に考えるとまとまりがつかなくなる危険がある．

■文　献

1）土屋弘吉，今田　拓，大川嗣雄：日常生活活動（動作）―評価と訓練の実際　第3版．医歯薬出版，1992, 30-35.

VII.
右総腸骨動脈閉塞による右大腿切断

A：レジュメ

【はじめに】
今回心筋梗塞に続発した末梢循環障害により，大腿切断を余儀なくされた患者の義足歩行訓練を経験した．歩行獲得の過程に行われた運動療法について，特にリスク管理とゴール設定に留意しながら検討した．

【症例紹介】
氏名：S.T.　年齢：66歳　性別：男性
診断：右総腸骨動脈閉塞による右大腿切断
障害：右大腿切断による歩行障害
合併症：慢性心不全

【現病歴】
H8.12.30　急性心筋梗塞発症，他院へ救急入院
H9. 1. 7　右総腸骨動脈閉塞．血栓除去術が試みられたが，血流は得られなかった．
H9. 2. 4　右大腿切断施行
H9. 3.24　義足歩行訓練目的でA大学病院リハビリテーション(以下リハ)科外来受診
H9. 4. 7　義足作成(差込式ソケット・固定膝)
H9. 4.21　A大学病院へ転入院，訓練開始
H9. 5月末　差込式ソケット・固定膝を使用しての両松葉杖歩行獲得
H9. 6月末　担当開始，Tokyo Metropolitan Rehabilitation Center Socket(以下TCソケット)・遊動膝へ変更
H9. 7月中旬　ソケット完成，片松葉杖歩行獲得
H9. 7.20　外泊中に狭心症発作出現
H9. 7.28　訓練再開，担当終了

【既往歴】
高脂血症，ノイローゼ(30年前)

【個人的・社会的背景】
ニーズ：いろいろな場所へ外出したい．
家族：妻と二人暮し．子供は独立している．
経済状況：年金生活．特に問題なし．
職歴：製造業．すでに定年退職している．
趣味：外出すること(旅行・外食など)．

【医学的情報(リハ医より)】
訓練は本人の自覚的疲労度・心拍数100回/分以下を目安に行う．運動負荷漸増時，義足変更時に適宜心電図をチェックする．

【理学療法経過】H9.4.22～H9.5月末(担当前の経過)
訓練開始時，断端の状態は創部の癒着・筋の硬結があり，しびれや幻肢痛もあった．股関節屈筋群の短縮と筋力低下も認められた．非切断側下肢は筋力低下があった．開始から1カ月後には癒着・硬結は改善し，ROMの改善・筋力の向上が認められ，差込式ソケット・固定膝を使用しての両松葉杖歩行が獲得されていた．本人の希望もあり，TCソケット・遊動膝の処方が予定され，次の目標となっていた．

【初期評価(H9.6月末)】
(1) 全身状態：
意識…清明，コミュニケーション…良好，
バイタル…血圧120/70 mmHg，脈拍63 bpm．

リハに対するモチベーションは高い．

(2) 断端の状態

断端長 24.5 cm，周径(坐骨結節基準，以遠 5 cm 毎に測定)：48.5，45.0，43.5，40.5，31.5．

なめらかな円錐形，縫合部に硬結あり．

チアノーゼ(−)，大腿動脈触診可能．

幻肢，幻肢痛：足趾まであり．

ROM-T：股関節伸展 0°，その他制限なし．

筋力(MMT)：N レベル

(3) 非切断側運動機能

ROM 制限なし，筋力 MMT で N レベル．

片足立ち 20 秒保持可能

(4) 基本動作

寝返り・起き上がり自力で可能

坐位：安定保持可能

立ち坐り：片手支持で可能

(5) 移動能力

車いす駆動：自力で可能，移乗を含め院内自立レベル

歩行：義足なし…両松葉杖にて安定，連続 30 m 可能，義足あり(差込式ソケット・固定膝)…両松葉杖にて連続 30 m 可能

(6) ADL 階段昇降未実施，その他自立

Barthel Index (BI) 90 点

【問題点】

Impairment level

#1 全身持久力の低下

#2 筋力低下(切断側・非切断側)

#3 関節可動域の制限

#4 断端末梢のしびれ感

Disability level

#5 歩行能力低下(#1〜#4)

#6 ADL 制限(#5)

Handicap level

#7 外出制限(一般社会からの孤立感)

リスク因子

#8 心疾患

#9 高齢

その他

#10 精神的負担・入院生活のストレス

【治療目標】

短期目標：

#1 全身持久力の向上

#2 非切断側・断端筋力強化

(#1・#2 を合わせ片足とび連続 10 回)

#3 ROM 制限の改善

#4 TC ソケット・遊動膝継手への移行：装着の自立，アライメント調整，平行棒内片手支持での歩行自立

長期目標：

義足歩行による家庭復帰(外出を含む)

【治療プログラム】

#1 ストレッチング (#3)

#2 筋力強化訓練(断端側)：大殿筋・股関節内転筋群・中殿筋

#3 筋力強化(非切断側)・持久力訓練：①屈伸運動，②爪先立ち，③片足とび

#4 義足装着訓練

#5 義足歩行訓練

【最終評価】

(1) 全身状態：

初期評価同様，安定．

(2) 断端の状態

断端長 24.5 cm，周径(坐骨結節基準，以遠 5 cm 毎に測定)：49.0，45.0，43.0，40.0，31.0．

縫合部の硬結は残存しているが，柔らかくなった．また，上部は張りが増した．

チアノーゼ(−)，大腿動脈触診可能．

幻肢，幻肢痛：足関節まであり

ROMT：股関節伸展 5°，その他制限なし．

筋力(MMT)：N レベル．耐久性向上．

(3) 非切断側運動機能

ROM 制限なし，筋力 MMT で N レベル．

片足立ち 40 秒保持可能

(4) 基本動作

寝返り・起き上がり自力で可能

坐位：安定保持可能

立ち坐り：片手支持で可能

(5) 移動能力

車いす駆動：自力で可能，移乗を含め院内自立レベル

歩行：義足なし…両松葉杖にて安定，連続60 m可能，義足あり(TCソケット・遊動膝)…片松葉杖にて連続90 m可能

(6) 階段昇降未実施，その他自立

Barthel Index(BI) 90点

【考　察】

・リスク管理について
・運動療法中の休息・中止基準について
・義足変更時の身体負荷について
・ゴール設定について
・高いレベルの義足歩行獲得を目指した理由
・QOLへの配慮
・今後の課題

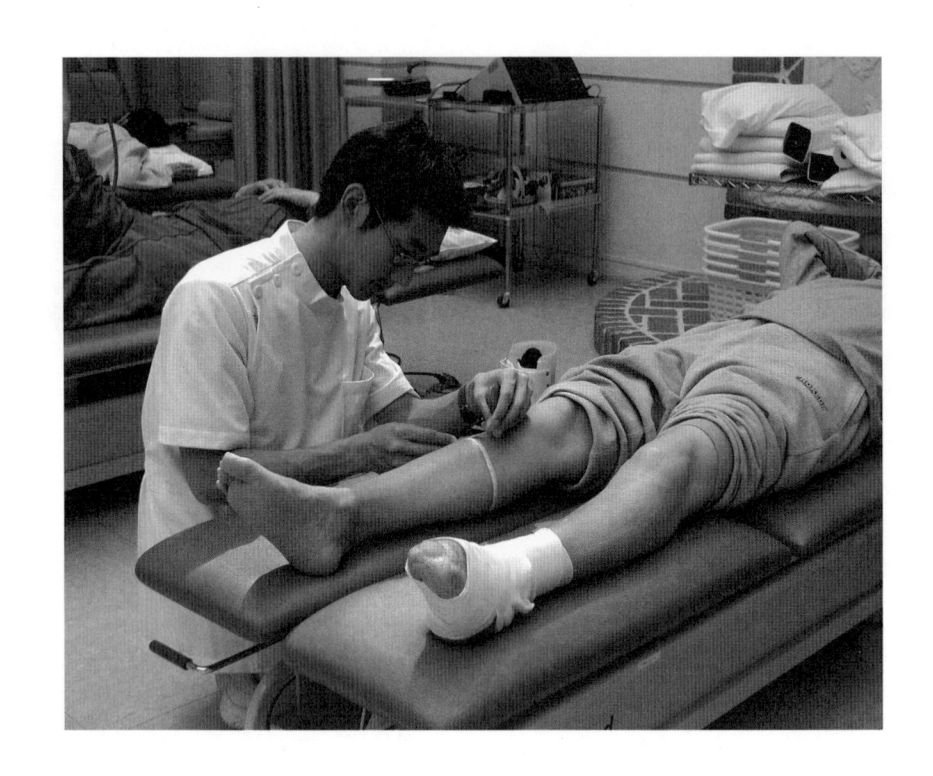

B：症例レポート

【はじめに】

今回急性心筋梗塞の回復期に続発した末梢循環障害のため，大腿切断を余儀なくされた患者の義足歩行訓練を経験した．患者は 66 歳という高齢に加え，慢性心不全で義足歩行には常にリスクを負っていた．心機能は正常の 30 ～ 40 ％しか機能しておらず，理学療法においては運動負荷の決定に細心の注意が必要であった．また，自然に動く膝で歩きたいという患者の強いニーズにより，Tokyo Metropolitan Rehabilitation Center Socket（以下 TC ソケット）・遊動膝継手を試みた点も特徴的であった．患者のニーズに答えるため，義足歩行での獲得目標を高くすればするほど転倒のリスクや心血管へのリスクも高くなるという点でゴール設定も慎重に行わなくてはならなかった．

今回のケースで最大のポイントは，リスク管理を確実に行いつつ，いかに患者の最大の能力を引き出すかという点にあった．高齢の末梢循環障害による大腿切断患者がほとんど歩行できない，あるいは高い歩行獲得を目指さない現状において，今回のケースがなぜ高い歩行獲得を目指したかを，運動療法実施中のリスク管理とゴール設定と併せて考察した．

【症例紹介】

氏名：S.T. 年齢：66 歳 性別：男性
診断：右総腸骨動脈閉塞による右大腿切断
発症：平成 8 年 12 月 30 日
障害：右大腿切断による歩行障害
合併症：慢性心不全

【現病歴】

H8.12.30 急性心筋梗塞により K 病院へ救急入院，心不全が認められた．
H9.1. 7 右総腸骨動脈閉塞
H9.1. 7 フォガティーカテーテルで血栓抜去を試みたが，血流の再開が得られなかった．
H9.2. 4 右大腿切断施行
H9.3.24 義足歩行訓練目的で A 大学病院リハビリテーション（以下リハ）科外来受診．
H9.4. 7 義足作成（差込式ソケット・固定膝）
H9.4.21 義足歩行訓練目的で同病院リハ科入院，リハ開始
H9.7.20 外泊中に胸痛発作出現，救急車にて K 病院へ搬送され狭心症の診断を受け，そのまま入院．
H9.7.25 K 病院退院，A 大学病院リハ科へ再入院
H9.7.28 義足歩行訓練再開

【既往歴】

高脂血症
ノイローゼ（約 30 年前 3 カ月の入院歴あり）

【個人的・社会的背景】

ニーズ：義足を使っていろいろな場所へ外出したい．自然に動く膝で歩きたい．
家族：妻と二人暮し，3 人の子供はそれぞれ独立している．
経済状況：年金生活．特に問題なし．
職歴：自動車の窓ガラスの製造業（事務）．既に定年退職しているが，管理職で仕事中心の生活であった様子．
趣味：外出すること（旅行・外食）．

【医学的情報】

(1) 原疾患に対して行われた治療：心不全に対して大動脈内バルーンパンピングが挿入された．また，総腸骨動脈に対してフォガティーカテーテルにより血栓抜去が試みられたが失敗した．

(2) 心筋シンチグラフィー：心広範囲前壁梗塞の所見．

(3) 処方薬物（薬効）

小児用バファリン（Bufferin：血小板凝集抑制剤）

ワーファリン（Warfarin：抗凝血薬；Coumarin 誘導体）

レニベース（Renivace：降圧剤；ACE阻害剤）
アンツーラン（Anturan：尿酸排泄促進剤）
ベザトールSR（Bezatol SR：高脂血症治療薬；フィブラート系）
アイトロール（Itorol：冠血管拡張薬；亜硝酸薬）

（4）運動負荷テスト：医師立会いのもと，上肢エルゴメーターを用いて0Wで2分間のウォーミングアップの後，駆動回数を40～50回/分に保ち，1分間に10Wの漸増負荷（あるいはランプ負荷）試験を施行した．負荷の中止基準は症候限界とし，胸痛の増大，心電図の異常（ST-Tの変化ならびに重篤な不整脈の出現），自覚的運動強度（RPE）18以上および駆動回数の著明な低下（30回未満）とした．結果として，症状および不良な徴候の出現なく8分間の運動が持続可能であった．心電図上，ST低下，不整脈の出現もみられなかった．負荷中の最高心拍数は130拍/分，最高Wattsは80であった．今後，義足変更時など心肺機能へ与える負荷量の増大が予想されるときは適宜心電図および自覚的運動強度をモニターする．

（5）その他：心不全に関しては，当院〇〇内科で併診．

【担当前に実施された理学療法の経過】H9.4.22～H9.5月末
　発症約4カ月より義足歩行獲得目的で入院リハ訓練が開始された．開始時断端の状態は，創部の癒着・筋の硬結が認められ，しびれ感・幻肢痛もあった．股関節屈筋群の短縮，筋力低下も認められた．非切断側下肢は筋力の低下はあるが，それ以外に特に問題はなかった．義足は差込式ソケット・固定膝を使用していたが，本人のニーズもあり，TCソケット・遊動膝継手の処方が予定された．約1カ月後には，癒着・硬結の改善，ROMの改善，筋力向上が認められ，差込式ソケットを使用しての両松葉杖歩行が獲得された．ソケット・膝継手を交換した義足歩行が次の目標となっていた．

【初期評価】表2参照
　心筋梗塞発症から約半年が経過しており，訓練中も息切れなどの自覚症状，不整脈，血圧，心拍数の異常反応変化はなく，全身状態は安定していた．来室時の表情は穏やかであったが，入院生活が2カ月を過ぎると「家で好きなように暮らしたい」など，さまざまな制約のある入院生活の疲れを訴えることがあった．

　断端は，断端長24.5cm，なめらかな下尖の円錐形で，適度に張りをもっていた．股関節屈曲拘縮を認め，筋力はNレベル，循環状態は良好で，動脈触診可能，温かく，チアノーゼは認められなかった．日によってしびれるような幻肢痛が出現することもあったが，特に問題とはなっていなかった．

　非切断側筋力もNレベルであったが，片足とびは5回，片足屈伸は1回であった．年齢相応の，バランス能力の低下のためと考えた．また，これらの全身運動では心拍数の上昇が大きく，体力の低下を示していた．患者も「この訓練が一番ドキドキする」と訴えた．循環状態は，膝窩動脈波は触知できなかったが足背動脈波は触知可能で，チアノーゼもなかった．医師に確認したところ，軟部組織が影響しているだけで，循環状態の増悪ではないとのことであった．

　義足は差込式ソケット・単軸膝を使用していたが，義足側立脚期が短く，膝折れが頻回に出現していた．遊脚期には膝を振り出すために体幹の反り返りが認められ，この動作は患者がもっとも困難に感じるものの一つであった．歩行中の心拍数は安定しており，強い自覚的疲労もなく，循環状態も変化はなかった．

　「自然に動く膝で歩きたい」という患者の強いニーズがあり，TCソケット・遊動膝へ変更することが決まっていた．

　初期評価と最終評価の結果を対比させて後出の表2に示した．

【初期評価時の問題点】

Impairment level
#1 全身持久力の低下
#2 筋力低下(切断側・非切断側)
#3 関節可動域の制限
#4 断端末梢のしびれ感

Disability level
#5 歩行能力低下(#1～#4)
#6 ADL制限(#5)

Handicap level
#7 外出制限(一般社会からの孤立感)

リスク因子
#8 心疾患
#9 高齢

その他
#10 精神的負担・入院生活のストレス

【治療目標】

初期評価をもとに，ソケット変更後の義足歩行をスムーズに行うためのImpairment levelの改善を短期目標に設定した．長期目標の詳細な確定はこの時点では困難であった．

短期目標：
#1 全身持久力の向上
#2 非切断側・断端筋力強化
　(#1・#2を合わせ片足とび連続10回)
#3 ROM制限の改善
#4 TCソケット・遊動膝継手への移行
　① 装着自立
　② アライメント調整
　③ 平行棒内歩行自立(片手支持)

長期目標：
　義足歩行による家庭復帰(外出を含む)

【治療プログラム】

初期評価の結果，切断側股関節の伸展制限が認められた．大腿切断では，ハムストリングスや大腿四頭筋が切断され部分的にしか残存しない反面，股関節屈曲筋である腸腰筋は完全に残存する．このことが筋のアンバランスをまねき，股関節の屈曲拘縮をまねくことが多い．今回の症例も例外ではなく，切断当初は屈曲拘縮が約30°生じていた．腸腰筋ストレッチにより約1カ月半で伸展－0°まで改善していた．股関節伸展のROM制限は歩行時の重心のスムーズな移動に大きく影響するため，改善は不可欠と考えた．

次に断端および非切断側の筋力不足である．年齢から考慮すると十分な筋力は残存していたと思われるが，義足歩行に必要な筋力としてみると不足している．大腿切断では膝関節機能を有しないため，歩行時の安定性は股関節周囲の筋に依存しなければならない．膝継手の随意的制御には大殿筋，骨盤や体幹の内外側方への安定性は中殿筋や内転筋の働きが重要となる．そこで，断端の筋力強化では大殿筋・中殿筋・股関節内転筋群を中心に強化した．非切断側の強化は，義足歩行にはもちろんであるが，TCソケットに特有の装着法から装着の際にも重要である．また義足を使用しない場合の片足での移動時にも不可欠である．

義足変更への移行期であったため，その準備として筋力強化とストレッチングには十分に時間をとり，義足が変更されてからはスムーズに歩行訓練が行えるようにプログラムを計画した．

#1 ストレッチ　(#3)
#2 筋力強化訓練(断端側)
　① ばねを使用：大殿筋・股関節内転筋群，10 kg目標に各10回×3セット
　② チューブ使用：大殿筋・股関節内転筋群・中殿筋，各10回×3セット
#3 筋力強化(非切断側)・持久力訓練
　① 屈伸運動：10回×2セット
　② 爪先立ち：10回×2セット
　③ 片足とび：10回×2セット
#4 義足装着訓練
#5 義足歩行訓練
　・平行棒内
　・平行棒外(両松葉杖)
　　① 左右への体重移動

② 前後への体重移動
③ 非切断側の踏み出し
　非切断側1歩前に出して義足側から非切断側への体重移動
④ 義足の踏み出し
　義足を1歩前に出して非切断側から義足への体重移動
⑤ 義足での片足立ち
⑥ 義足の振り出し
⑦ 非切断側の振り出し

【治療経過】
　TCソケット装着に向けての訓練プログラムの進行状況を表1に示す．表中の訓練内容にみられる#1～#5は，本文の治療プログラムで示した番号に対応している．

表1　TCソケット装着に向けての訓練プログラムの進行状況
（太線はその期間に特に重視した訓練）

適合・アライメント	訓練内容	
H9.6.16 ギプスソケット初使用 →ソケット後面が深すぎ石膏を盛る →装着した際後面がきつい →後面を全体的に削るため持ち帰り	#1 #2 #3 #4 #5	#2 各3セットずつ #3 各2セットずつ 6.18 #3 ①，②各3セットずつへ変更 #3 ③ 3セットへ変更（過負荷なし）
23 →適合チェック →布をひく際に断端前面に傷(+) 　内壁に疼痛の訴え(+) →はき方の問題，適合は良好 →この型で決定		→義足歩行時の心電図チェック（異常なし）
30 ギプスソケット適合良好 →チェックソケット作成		
7.7 チェックソケット適合良好 →TCソケット作成		
14 TCソケット完成		#2，#3各3セットを4セットずつへ変更，歩行訓練時間を増加
21	外泊中，狭心症発作出現，訓練一時中止	
28	訓練再開	

【ソケット製作と歩行訓練】

　週に一度行われる義肢クリニックにてソケットの作成を進めていった．ギプスソケットの仮合わせと修正をまず行って，ギプスソケットの形状を決定することから始まった．当初はソケット後面が狭く装着が困難であったが，約10日間で適合良好になり，形状は決定した．その後チェックソケットにて装着時の断端の状態を観察し，良好であったためTCソケットの作製に至った．これまでに約1カ月の期間を要した．これは，ソケットの作製が行われる義肢クリニックが週に一度しか行われないためである．義肢クリニックで医師，PT，義肢装具士が装着状態のチェックをしたのち良好と判断されると，そのソケットを義肢装具士が持ち帰り，次週までに次の段階のソケットを作成し持ってくるという過程でソケットは完成していった．TCソケットでの歩行訓練を本格的に開始したのは約1カ月後であった．

　その間の歩行訓練は，差込式ソケットでの義足歩行訓練が行われた．患者はTCソケットでの歩行を好んでいたが，「義足で歩く」という感覚を忘れないためにも歩行訓練は続けられた．ソケット完成までは，断端と非切断側筋力の強化に重点をおいて訓練を行った．この間に，筋力・持久力の向上が認められた．非切断側に関しては，6月中旬に片手支持でのジャンプしか行えなかったのが，7月中旬には支持なしで連続15回可能となった．股関節伸展のROMも0度から5度へ改善した．

　TCソケットが完成し，歩行訓練に入った直後の最大の問題は，自力で装着できるか否かという点であった．TCソケットの場合，断端をソケットの形状に適合させて装着する必要があることと，ソケット内を陰圧にして装着する特有の方法のため，それに相応しい体力と非切断側筋力，腕力が必要である．実際に自己装着は3日間行っても一度も成功することがなかった．このままでは義足で歩くことができないと，本人の精神的ストレスが非常に大きくなっていった．30年以上前の話であるが，患者はノイローゼで入院した既往があり，失敗経験を重ね，これ以上のストレスの増強は避けるべきだと考えた．そこで患者の妻に装着を手伝ってもらうことにしたところ，装着がスムーズに進むようになった．このことから自宅でも義足を使用できる目途がたち，患者のストレスは軽減された様子が伺えた．また，布を筒状にするといった工夫をすることで，装着は容易になった．

　制作過程において装着し歩行していた際にはアライメントの不良，筋力不足，股関節屈曲拘縮の影響などにより立脚期に膝折れ，過度な腰椎の前彎，股関節伸展不足を補う体幹の前屈，トレンデレンブルグ徴候が見られた．しかし，ソケット完成時には身体機能の向上も見られ，歩容は歩行訓練を重ねることにより改善した．平行棒外の片松葉杖歩行が獲得された．

　運動負荷の際のリスク管理として，脈拍と循環状態，本人の自覚症状を短い間隔でひんぱんにチェックした．また，筋力強化訓練の回数を増加する際，ソケットを変更する際，訓練法を変化する際にはそのつど心電図をモニターしながら訓練し，監視した．

　外泊時にも義足使用を試み，退院を検討するといった段階まで進んだところで，外泊中に狭心症発作が起こり他院に救急入院するというアクシデントに見まわれた．幸い1週間程度で訓練には復帰できたが，歩行感覚を忘れ，歩容はぎこちなくなった．狭心症発作の原因は，外泊時に禁止されているにもかかわらず夜更かしと喫煙をしたためと推測され，患者の自己管理能力の不足を反映していると考えられた．

【最終評価】

　結果を初期評価の結果と対比させて表2にまとめた．全身状態は初期評価時と同様で，安定していた．断端は，断端長24.5cm，周径は坐骨結節を基準にして，以遠5cm毎に測定した結果49，45，43，40，31cmであった．縫合部の硬結は残

存しているが，先端が柔らかくなり，上部に緊張が増した．チアノーゼはなく，大腿動脈の触診も可能で，循環状態も良好であった．初期評価時に足趾まであった幻肢，幻肢痛が，足関節までに変化した．ROMは股関節伸展5°のほかは制限なし．筋力は（MMT）Nレベルで耐久性が向上した．一方，非切断側はROMは制限なし，筋力はMMTでNレベル．片足立ち，片足屈伸，片足とびの回数は大幅に増加した．循環状態も良好であった．

基本動作面では，寝返り・起き上がりが自力で可能であり，坐位の安定が保持され，立ち坐りが片手支持で可能であった．車いす駆動は自力で可能，移乗を含め院内自立レベルであった．義足なしでの歩行は両松葉杖にて安定．義足あり（TCソケット・遊動膝）では片松葉杖にて連続90m可能．ADLは階段昇降未実施，その他は自立（BI 90点）していた．

表2 初期評価と最終評価との比較

【初期評価】H9. 6月末	【最終評価】H9. 7月末
(1) 全身状態	
・来室状況：車いす（以下W/C）自操，おだやかな印象	→W/C自操
・血圧 120/70 mmHg，脈拍 63 bpm	→同様に安定
・コミュニケーション：良好	→良好
・身長 165 cm，体重 51 kg	→変化なし
その他：リハに対するモチベーションは高く，訓練にも意欲的に取り組んでいたが，入院生活の長期化に伴い，自宅で自由な生活を送りたいという気持ちが強くなっている．	→外泊を繰り返すうちに，早く退院したいという気持ちが非常に強くなった．外泊の結果より「これくらい歩ければ，家に帰っても困ることはない」という発言が多くなった．
(2) 断端	
・断端長：24.5 cm	→24.5 cm
・周径：坐骨結節基準（単位 cm）	
0　　48.5	→49.0
5　　45.0	45.0
10　　43.5	43.0
15　　40.5	40.0
20　　31.5	31.0
・形状：下尖のなめらかな円錐形	→変化せず
・循環状態：チアノーゼ(−)	→(−)
大腿動脈触診可	→可
・皮膚の状態：縫合部先端に硬結があるが，軟部組織が多く全体的にだぶだぶしている．	→縫合部先端の硬結は残存．先端は開始時よりやわらかくなったが，上部は張りが増した．
・感覚：先端にしびれ感あり	→しびれ感残存，増強はなし
・幻肢・幻肢痛：足趾まであり	→範囲変化，足関節まであり
・ROM：股関節伸展0°．その他著明な制限なし	→股関節伸展5°．その他著明な制限なし
・筋力：MMT　N(Normal)レベル	→MMT　Nレベル
(3) 非切断側運動機能	
・ROM：制限なし	→制限なし
・筋力：MMT　Nレベル	→MMT　Nレベル
・片足立ち：20秒保持可（支助なし）	片足立ち：40秒保持可（支助なし）
・片足屈伸：1回可（支助なし）	片足屈伸：6回可（支助なし）
・片足とび：5回可（支助なし）	片足とび：32回可（支助なし）
・循環状態：動脈触診	
大腿(+)，膝窩(−)，足背(+)	→大腿(+)，膝窩(−)，足背(+)
チアノーゼ(−)	→(−)

(4) 基本動作 義足　　　あり　　　なし ・寝返り　　未実施　　両側可 ・起き上がり　未実施　　可 ・立ち上がり　要片手支持　要片手支持	→義足　　　あり　　　なし 　寝返り　　未実施　　未実施 　起き上がり　未実施　　未実施 　立ち上がり　要両手支持　要片手支持
(5) 移動能力 ・W/C駆動：移乗を含め院内自立 ・歩行 義足なし；両松葉杖にて安定（連続歩行距離30 m） 義足あり；（差込式・単軸膝）両松葉杖にて 　右立脚期は短く，膝折れが頻回に出現．遊脚期には膝を振り出すために体幹を反り返していた．全歩行周期において股関節伸展はほとんどなかった．	→同様 →安定．両松葉杖にて連続歩行距離60 m →（TCソケット・遊動膝）片松葉杖にて 　HC〜TOにかけての体重移動は，荷重不足，股関節の伸展不足のためスムーズではないが，いずれも改善傾向にある．膝折れと体幹の過剰な前屈・反り返りは減少し，全体的に歩容は改善した．
・スピード：27 m/min	→19.2 m/min
・耐久性：連続歩行距離30 m（心拍数60％上昇）	→連続歩行距離90 m（心拍数60％上昇）
・生理的コスト指数(PCI)：0.61 bts/m	→0.42 bts/m
(6) その他：バーセルインデックス90点 　（減点項目　階段昇降未実施）	→同様

【最終評価時の問題点】

問題点の相互の関係を図1にまとめた．

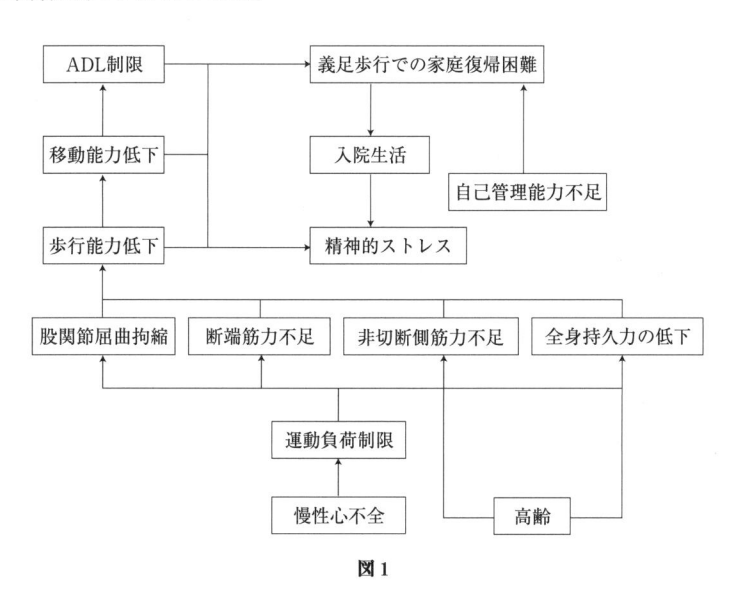

図 1

【考　察】

今回担当した症例は，慢性心不全という合併症に加え，高齢であるという義足歩行に不利とされる条件を2つもっていた．それにもかかわらず義足での歩行獲得，さらにTCソケットと遊動膝継手の使用を試みた点で特徴がある．この試みがどのような判断から実施されたか，また実施中のリスク管理とゴール設定について考察する．

義足歩行の選択：これまで，高齢者の末梢循環障害による大腿切断の大多数は義足歩行が不可能

であると言われてきた．その理由として，高齢（末梢循環障害による大腿切断は高齢者に多い）による全身の運動・精神機能の低下と，長期の罹患による切断前の身体機能の低下があげられている．また高齢者は，義足装着のための理想的な断端の条件である筋の適度な緊張と形状が保たれていないこともマイナス要因である．さらに広範な急性心筋梗塞後約3カ月である今回の症例は，心肺機能の低下と運動負荷中のリスク管理が困難という条件も加わっていた．

しかし，一方で今回の症例には上に述べたような理由を機械的に当てはめにくい相違点もいくつかあった．第1に，不安定狭心症，重症な不整脈・高血圧，精神障害のような心筋梗塞後の運動療法の禁忌となるような症状がなかったということがあげられる．第2に，大腿切断の誘因が突然に発症した急性心筋梗塞であり，発症直前まで健康人として活動していたということがあげられる．これは症例の身体運動機能が罹患期間の長い患者よりも高いレベルにあることを示している．第3に，精神機能の低下がなく，義足装着を十分に理解できたことがあげられる．TCソケットは，その装着方法が差込式ソケットよりも困難で，その方法を理解できるだけの精神機能が保たれていることが適用の条件となる．さらに，義足歩行にはもちろんであるが，ソケット装着時に重要な非切断側の循環障害も認められなかった．

以上の点がTCソケットの使用に踏み切った主な医学的根拠であるが，何よりも大きかったのは，「自然に動く膝で歩きたい」という本人のニーズが強かったということである．確かに，一般的には困難とされていることであり，本症例で必ず成功するという保証があったわけではなかったが，その可能性に賭けて遊動膝継手での歩行獲得を目標とした．

本症例の移動方法としては4つの選択肢，車いす，非切断側のみの歩行，差込式ソケットでの義足歩行，TCソケットでの義足歩行が考えられる．この中でTCソケットが選ばれたのは，遊動膝を使うことによるQOLやADLの向上という患者自身の希望を優先させただけでなく，移動時の疲労，心負荷の軽減も重視したからである．片脚移動や，上肢のみを利用した移動は心負担を増していた．またTCソケットの方が差込式に比べて重量も軽く，歩行パターンもよかった．装着の習得が困難であったが，妻とともにそれを克服できた後は，軽量であるため疲労感も少なく，差込式ソケットでの歩行よりも安定した心拍数が得られた．さらに特有の膝機能により膝折れが減少し，より安定した歩行が得られたり，膝の振り出しが自然に行えるため，労力が軽減されるという利点も生まれた．

リスク管理：TCソケットでの歩行訓練が差込式ソケットに比較して困難な点は，装着の困難さにある．装着を自立するためには非切断側の筋力強化と全身持久力の向上が必要とされた．心疾患をもつこの症例のリスク管理においては，歩行時のリスクも重要ではあるが，歩行獲得へ向けたImpairment levelに対するアプローチ時のリスク管理も大きかったと思われる．実際訓練中も，歩行訓練において心拍数が急激に上昇することはなく，本人の疲労の訴えや心拍数の著明な上昇は非切断側の筋力強化の際に認められた．心不全を有する症例には「肉体的疲労・精神的な過労」という心不全誘発因子には特に注意が必要で，残された心機能がどれほどの負荷に耐えうるかを知ることは不可欠であった．このことを知る一つの目安として，医師によって実施された上肢エルゴメーターによる運動負荷試験があげられる．この結果より，運動負荷は本人の訴えと心拍数100回/分以下を目安に行うという情報が得られた．また，非切断側の循環状態もチェックした．

ゴール設定：この症例にとって義足歩行獲得を目標にしたことが成功であったか否かは，これから先，家庭復帰してからの生活を追っていかなければ判断できない．大腿義足歩行はエネルギー消費が高いため，その余命が非切断者に比べて短いとの報告[1]や，心疾患を有する患者には心肺機能

への負荷が安全限界を超える可能性があるとの報告もある[2]．しかし，PCI(physiological cost index)を指標に今回の症例の義足歩行と義足なし歩行との運動負荷を比較すると，前者の方が低い値が得られた．したがって，単純にこれまでの文献から義足歩行は運動負荷が高くなるという判断はできないと思われた．

　どのような移動手段の選択がこの患者にとって最良であったかということは，これから先どれだけ充実した人生を送れるかということを抜きにして考えることはできない．あえてリスクを抱えてまで義足歩行獲得を目指したのは，このQOLに関連するところが大きい．症例の得る利得と損失，どちらがどれだけ大きいかという判断は数値的にあらわすことは難しい．しかし，症例のニーズが強くあり，そのニーズに答え得る専門知識があるならば，PTはできる限りの努力をすべきであって，機能の獲得状況，回復の可能性を考えながら常に先を見越したさまざまな準備をしておくことが重要である．義足歩行が家庭でどれだけ実用的になるかは，心機能がどの程度維持されるか，家族の協力や自己管理がどれだけ維持されるか，患者自身がどういったものに生活の満足感を見出すかによって左右されると考える．

【参考文献】

1) 三好邦達監修：早期リハビリテーションマニュアル．三輪書店，1995．
2) 吉村　理ほか：末梢循環障害による切断例の検討．総合リハ　21(8)：679-684, 1993．
3) 岩倉博光編：リハビリテーションケーススタディー 45例のPO研修．医学書院，1981．
4) 長島弘明ほか：虚血性下肢切断．リハ医学　28：495-500, 1991．
5) 安保雅弘ほか：高齢大腿切断者への義足適応の検討．総合リハ　21(10)：839-841, 1993．
6) 木全心一編：狭心症・心筋梗塞のリハビリテーション(3版)．南江堂，1999．
7) 川村次郎，竹内孝仁：義肢装具学．医学書院，1997．
8) 江藤文夫，黒川幸雄ほか編：臨床理学療法マニュアル．南江堂，1996．

解 説

　外傷による切断と異なり虚血性心疾患を合併したこの症例は，もし義足歩行の獲得がうまくいけば，ADLの再獲得だけでなく心負担の軽減にも大きく貢献するという二重の効果が期待された．この症例の下肢切断に至った原因は，急性心筋梗塞に続発した右総腸骨動脈の閉塞（塞栓か血栓）である．したがって治療にあたっては，原因疾患への対処，切断後の医学的処置，最適な歩行機能の回復と集学的なリハビリテーション（以下リハ）が必要であった．この間，外科・整形外科医，リハ医，看護師，義肢装具士，理学療法士など多職種のスタッフが入れ替わり立ち替わり関わることになったが，実習生もその中に入って積極的に治療に参加した．どの時期に関与するかによって実習の目的も変わってくるが，今回の実習は中心を歩行訓練に置いている．レポートでは，関連する情報をいかに簡潔に整理して報告するかという視点を重視してまとめている．

【はじめに】
　患者の背景，治療の現況，このレポートの目的について記述されている．レポートの中心課題の一つにリスク管理をあげているので，この点を今少し強調してもよかった．

【症例紹介】(基礎情報)
　身長と体重は基本情報として入れておく．この症例では主訴に代わるものとしてニーズがあげられる．後述されているが，ここで取り上げてもよい．

【現病歴】
　症例紹介と一緒にまとめてある．患者の状況が自然の流れに沿ってわかりやすく表現できれば，このレポートのように症例紹介から個人的・社会的背景までを適宜織り交ぜて書いてもよい．しかし，文章として書いた後，必要な項目が抜けていないかどうかチェックリストに照合して調べておく．その際，調べたけれど陰性所見であった場合もその旨明記する．陰性を予想して調べなかった場合と区別できた方がよい．現病歴をまとめた日付も入れておくとよい．
　急性心筋梗塞は大腿切断の間接的な誘因というだけでなく，リハの際に，常に考慮しなければならない大きな要素である．したがって，心筋梗塞がいつどこでどのように起こったか，いま少し詳しく記載しておいた方がよい．

【既往歴】
　主病変を何とし，その誘因をどう整理するかが，ポイントである．高脂血症は現疾患のリスクファクターの一つである．30年前のノイローゼが現症と結びつくかどうかは判断が分かれる．

【個人的・社会的背景】
　このレポートでは，個人的背景が簡潔に過不足なく上手にまとめられている．一方，家屋構造や住宅周囲の環境については触れられていない．義足を装着して退院するので，この方面の情報も必要である．

【医学的情報】(他部門情報)
　急性心筋梗塞，総腸骨動脈の血栓について必要な情報を網羅している．心不全については内科で併診となっているが，大まかな状況，大動脈バルーンパンピングの時期などの情報が欲しい．切断に関してはほとんど情報がない．切断部の状態，義足を装着するに至った経緯，治療薬の処方はもっぱら医師の仕事であるが，リハ全体に関わることなので，必要な点は調べて記載する．投薬内容も整理し，主な薬品名は記録しておきたい．治療と関係する副作用が考えられる場合には，薬効や副作用などにも触れることになる．運動負荷試験の記述については，「心臓リハビリテーション」の症例レポートが参考になるだろう．

【担当前に実施された理学療法の経過】
　担当前のリハの主目的は義足歩行機能の獲得に向けての準備であるが，その過程が当初に立てられた治療目標，治療経過，結果の順にまとめられ

ている．この症例レポートのどこかに義足の処方内容をまとめておくとよい．本症例に対してはTCソケットが使用されたが，症例の病態から念頭に浮かぶアイスロス（ICEROSS）は装着が難しく不適当であろう．

【初期評価】

患者の機能評価は，臨床実習においてもっとも重要な作業である．特にこのレポートでは義足歩行の訓練が中心テーマであるのでなおさらである．ここでは，機能別に整理して要点を記述し，同時に最終評価までの患者の状態の変化が一目でわかる対照表を用意している．表を見やすくするために，リハで慣用されるものであれば略号を使ってよい．

初期にどの継手を使用していたのか，ソケットや膝継手の種類を明記しておくとよい．遊脚期に体幹の反り返りが出現したということは，膝を固定したために，膝の屈曲が得られにくく，体幹の代償が出現した可能性がある．腰痛はなかったのか．表の中で筋力はMMT Nレベルと書かれているが，問題点#2では筋力低下とある．どこで違いが生じたのであろうか．MMT以外の方法で筋力を評価したらそれも記しておく．

【初期評価時の問題点】

問題点を義足歩行訓練に絞って，Impairment level，Disability level，Handicap levelに整理している．リスク因子として，すべてのレベルに関係する年齢などの背景因子にも眼が向けられている．

【治療目標】

2，3週間後の短期目標として，Impairment levelで取り上げた問題点の改善があげられている．レポート作成時に問題点と目標との対応を明確にしてあるので，読みやすい．長期目標は，実習終了時，退院時，退院後の改善を目指して立てられるが，長期予測になる上，患者や家族のニーズが絡んでくるので，短期目標のように具体的に立てられないことも多い．

【治療プログラム】

歩行訓練を中心に初期評価の結果を今一度見直し，それに対する具体的な対応として治療プログラムを立案している．#2：ばね使用とあるが，何か特別な訓練器具を使ったのか．それともゴムバンドなのか．

切断のような整形外科手術直後に行われる治療は，ある程度まで規格化できるので，病院によってはクリニカルパスが作成され利用されている[1]．このレポートでは，義足歩行の習熟に焦点を合わせたプログラムとその実践を詳しく述べている．しかし，急性心筋梗塞と動脈血栓という生死に関わる疾患の既往をもちながらの治療であったにもかかわらず，この面からの配慮については記述がほとんどなされていない．

【治療経過】

すぐ後に続く【ソケット製作と歩行訓練】と組み合わせて治療経過を示している．短期目標別に書かれた経過は，わかりやすく要点を抑えている．義足装着のプロセスは，義肢装具士の関与が必須で，治療スケジュールもそれに制約される．訓練内容別に経過を示した図は，同時に義足の完成までの経過を示しているが，チーム作業の場合このような工程表でまとめると整理がしやすいし，他人にとっても説明しやすい．この患者では，外泊中に発作がみられるまで心・血管系の症状は自覚されなかった．なぜ外泊時に発作が起きたかは，退院後の生活に関係する重要な点である．レポートでこの点に触れているのは適切である．

表1（6月23日）に「はき方の問題」とあるが，本文中で説明が欲しい．

【最終評価】

最終評価時の歩行スピードが初期評価時のそれよりも低下しているが，条件の設定を含めた説明が欲しい．一方，耐久性の指標，PCIは最終評価時に低下している．スピードを下げてエネルギー効率を改善した結果，耐久性が増したのだろうか．PCI，歩行スピードともに義足あり，なしについて各々明記すべきであったが，不足している．

【問題点】

　治療の障害になる問題点の相互の関係を矢印でつないで関係図としてまとめてある．「最終評価時の問題点」というタイトルがついているが，この患者の治療全体にかかわる諸要因の相互関係を示している．レポート全体の中での位置づけを明確にしておきたい．

【考　察】

　テーマを高齢心疾患患者の義足装着に絞って論じている．まず，この症例が普通の切断と違う点を示し，これらのリスクを承知の上で，なぜ義足装着に向かったかを紹介している．加えて，治療にあたってどのような工夫をしたか，必ずしも文献どおりでない方法をとったのは何故かが示されている．読んでみると義足装着がうまくいったのは，ソケットの種類の選択，膝継手の工夫があったためと思われる．ここまで詳しく議論できたのであれば，さらになぜTCソケットが選択されたのかという説明があるとなお良かった．患者の体力やリスクを考慮すると，他のソケットと比較して内ソケットが坐位でも装着が可能である点などが理由ではなかったか．リスク管理の議論はやや不完全燃焼気味であるが，ゴール設定の考え方は，実習生の意気込みが感じられる．

【参考・引用文献】

　治療法に関して参考にした文献の中から，特に重視したものを示している．

■文　献

1) 山崎裕功：下肢切断．米本恭三，石神重信，石田暉(編)：リハビリテーションクリニカルパス実例集(臨床リハ別冊)．医歯薬出版，2001，123-136．

VIII.
急性心筋梗塞後のリハビリテーション

A：レジュメ

【はじめに】

重症の急性心筋梗塞（AMI）により初期の心機能が著しく低下していた37歳の症例である．早期の冠動脈再灌流療法を実施した後，復職および再発予防を目標として包括的心臓リハビリテーション（以下心リハ）を行ったので，その経過を報告する．

【症例紹介】

37歳，男性

身長174 cm，体重92.5 kg（入院時），BMI 30.6

診断名：急性心筋梗塞（広範囲前壁）

発症日：H12年7月29日

合併症：肥満

【現病歴】

H13年7月29日　仕事中（19時頃）喫煙時に胸部不快感があったが，すぐに消失．22時頃，晩酌中の喫煙時に胸部絞扼感出現し，徐々に痛みが増強して，冷汗も出てきたため，救急車でA病院受診．心電図上心筋梗塞が疑われたためB大学病院に搬送され，冠動脈集中治療室（CCU）入室．23時に左冠動脈前下行枝完全閉塞に対し，経皮経管的冠動脈形成術（PTCA）および血管内ステント留置され，50％閉塞まで再開通．その後，大動脈内バルーンパンピング（IABP）施行．

・H13年8月1日（第3病日）　IABP抜去
・H13年8月2日（第4病日）　CCUにて，90度背もたれ坐位施行．
・H13年8月3日（第5病日）　椅子坐位施行後，CCU退室し，一般病棟個室入室．
・H13年8月4日（第6病日）　心リハ処方

【既往歴】

高脂血症30歳頃～（治療なし）．

高尿酸血症（痛風）34歳頃～（現在症状なし）．

狭心症の既往なし．

その他，整形外科的・神経学的疾患などの既往はなし．

【個人的・社会的背景】

（1）職業：商店経営（自営業）．通勤は車で5分．主たる収入は本人が得ている．

（2）家族構成：妻，息子（9歳），娘（3歳）の4人同居

（3）教育歴：大学

（4）趣味：柔道

（5）嗜好：飲酒…焼酎，ウィスキーなど毎晩5～10杯程度．喫煙…1日40本

（6）病前の1日の生活：8時　起床（朝食なし）⇒9時　出勤（営業，外回りなど）⇒12時　昼食（外食）⇒20時頃　夕食（接待，外食多い）⇒22時頃　帰宅（夜食，晩酌）⇒1時頃　就寝

（7）家屋構造および環境：住宅街の一戸建て（2階建て）

（8）家族歴：本人父（高血圧，高脂血症），本人母（子宮筋腫）

【医学的情報】

急性期合併症	IABP抜去後ForresterI型で経過．心不全，不整脈なし．
12誘導心電図(7/29)	ST上昇：I，aVL，V_1〜V_5 ST低下：II，III，aVF 異常Q波：aVL，V_1〜V_5
冠動脈造影(CAG)検査(7/29)	右冠動脈 　seg 2：25％閉塞 　seg 4下行枝：25〜50％閉塞 左冠動脈前下行枝 　seg 6：完全閉塞
心臓超音波(UCG)検査所見(7/29)	seg 2(前壁中部)，seg 3(心尖部)の壁運動なし 左室駆出率(LVEF)：31％
血液生化学的マーカー検査(7/29)	peak CK値：6505 IU/l TnT：17.03 ng/ml peak CK-MB値：416 IU/l BNP：11 pg/ml
処方薬剤	レニベース 5 mg 2T 2× プレタール 100 mg 2T 2× ケルナック 80 mg 3cap 3× メバロチン 10 mg 1T 1× ブルセニド 12 mg 1T 1× 小児用バファリン 3T 3× ニトロダームTTS 1×
心リハプログラム	4週間プログラム

【初回心リハ(50 m 歩行)および初回評価】
H13年8月4日：第6病日

全体像	意識レベル，コミュニケーションに問題なし．胸部不快感，胸痛，めまい，動悸などの自覚症状なし．
主訴・ニーズ	復職(今までのように働きたい)
ADL	安静解除されていない．終日ベッド上で過ごす．ベッド上坐位可．
体重	83.9 kg(入院時より8.6 kg減)
12誘導心電図(安静時)	正常洞調律．不整脈なし．虚血を示唆するST-T変化なし．
血圧，心拍数(安静時)	背臥位：100/60 mmHg　79 bpm 端坐位：98/58 mmHg　85 bpm (姿勢変化によるめまいなし)
50 m歩行時	胸部自覚症状なし．心拍数問題なし．不整脈および心電図変化なし． 「久しぶりに歩くので足に力が入りにくい」との訴えあり．
12誘導心電図(歩行後)	正常洞調律．不整脈なし．虚血を示唆するST-T変化なし．
血圧，心拍数(歩行後)	直後(坐位)：102/58 mmHg　98 bpm 3分後(背臥位)：96/60 mmHg　80 bpm
自覚的運動強度(RPE)	歩行中の強度　11

【初期評価時問題点】

Disease level
#1　急性心筋梗塞
#2　肥満
#3　高脂血症

Impairment level
#4　心機能低下
#5　安静臥床による脱調整(Deconditioning)

Disability level
#6　ADL制限(活動範囲ベッド上)

Handicap level
#7　行動範囲狭小
#8　復職困難

【初期評価時治療目標】
短期目標：病棟生活の制限の解除
長期目標：復職(退院後早期に)

【最終評価】H13年9月9日：第42病日

主訴・ニーズ	少しずつ仕事を再開しているが，どのくらいのペースで再開するべきかがわからないので不安である．仕事柄付き合いで外食や飲酒の機会が多く，なかなか管理できない．自宅での運動のやり方が今ひとつわからない．また心筋梗塞になるのではないかという不安がある．
体重	80.0 kg(BMI 26.4)
モニター心電図	安静時，運動中ともに不整脈および虚血を示唆するST-T変化はなし．
血圧，心拍数	運動前　92/58 mmHg　82 bpm 運動中　100〜124/60 mmHg　97〜105 bpm 運動後　99/59 mmHg　78 bpm
運動中RPE	7〜8
トレッドミル運動負荷試験(Bruce法)(9/4)	運動時間：11分42秒 到達Mets数：10 METs 最高心拍数：161 bpm 血圧：170/82 mmHg Borg Scale(最高値)：15 終了理由：目標心拍数(160)到達 心電図変化：V_2〜V_4　陰性T波の陽性化．II，III　ST低下(水平型) 心電図変化出現時心拍数：140 bpm 自覚症状：胸痛，めまい，ふらつき，疲労感　いずれもなし 総合判定：陽性 運動処方：虚血閾値(140 bpm)の75％

Ⅷ. 急性心筋梗塞後のリハビリテーション

〈治療プログラム〉

実施場所	病棟								心臓リハビリテーション室		
病日	1〜	3	4	5〜	8〜	10〜	12〜		15〜	17〜	22〜
運動強度	1METs	1〜2 METs			2 METs				2〜3 METs		
ステージ	Ⅰ	Ⅱ	Ⅲ	Ⅳ-1,2,3	Ⅴ-1,2	Ⅴ-3,4	Ⅴ-5	Ⅵ	Ⅶ-1	Ⅶ-2	Ⅶ-3
運動プログラム	絶対安静	背もたれ坐位(90°)	椅子坐位	病室内歩行 50m/1分×1回 50m/1分×2回 50m/1分×3回	病棟廊下歩行 100m/2分×2回 100m/2分×3回	病棟廊下歩行 200m/4分×2回 200m/4分×3回	病棟廊下歩行 300m/6分×3回	シャワー負荷 +病棟廊下歩行 300m/6分×2回	トレッドミル歩行 自転車エルゴメータ ストレッチ訓練 (連続負荷10分)	トレッドミル歩行 自転車エルゴメータ ストレッチ訓練 (連続負荷20分)	トレッドミル歩行 自転車エルゴメータ ストレッチ訓練 (連続負荷30分)
									階段昇降(Stage Ⅶの間に行う)		
坐位時間	禁止	背もたれ坐位(90°) 20分×3回	椅子坐位 20分×3回	椅子坐位 30分×5回	椅子坐位 50分×5回〜						
歩行(移動方法)	禁止		車いす介助	病室内歩行 1分以内	病室内歩行 2分以内	病室内歩行自由	病棟内歩行自由		病院内歩行自由		
食事	絶食	ベッド上		椅子可:50m×3回をクリア後							
洗面・歯磨き	介助	おしぼり	坐位+おしぼり	病室内洗面所		病棟洗面所					
シャワー・入浴	禁止:清拭全介助		清拭部分介助	清拭自立				シャワーリハ	シャワー自立		入浴(退院時)
トイレ	ベッドパン		車いすトイレ・コモード /室内トイレ:50m×3回をクリア後				病棟トイレ: 300m×3回をクリア後				
着替え	全介助		部分介助		自立						
指導等		病棟リハ開始,プログラムの説明,指導							リハ室でのプログラム説明,指導		退院指導(生活指導,運動指導)

〈経過〉

日付	病日	Stage	場所	内容	備考	筋トレ
8/4	6	Ⅳ-1	病棟	50 m歩行		
(8/5,6)		Ⅳ-2,3	病棟	↓	自主トレ	
8/7	9	Ⅴ-1	病棟	100 m歩行		
(8/8,9)		Ⅴ-2,3	病棟	↓	自主トレ	
8/10	12	Ⅴ-4	病棟	200 m歩行		
(8/11)		Ⅴ-5	病棟	↓	自主トレ	
8/12	14	Ⅴ-6	病棟	300 m歩行		
8/13	15	Ⅶ-1	リハ室	トレッドミル 2.0 MPH 10分		下1 kg
8/14	16	Ⅶ-2	リハ室	自転車エルゴ 20 Watts 20分		下2 kg
(8/15,16)			病棟	病棟歩行 300 m 3回/日	自主トレ	
8/17	19	Ⅶ-3	リハ室	自転車エルゴ 30 Watts 30分		
8/18	20	Ⅶ-3	リハ室	自転車エルゴ 40 Watts 30分	階段	
8/19	20	Ⅶ-3	リハ室	自転車エルゴ 45 Watts 30分		
8/20	21	退院				
8/24	26	外来	リハ室	自転車エルゴ 50 Watts 30分 筋力測定 等尺性膝関節伸展 40 kg* 肩関節外転(10RM) 8 kg	負荷量 6 kg 4 kg	
8/26	28	外来	リハ室	自転車エルゴ 60 Watts 30分		下6 kg, 上4 kg
8/28	30	外来	リハ室	トレッドミル 2.7 MPH 0% 30分		
8/31	33	外来	リハ室	トレッドミル 2.7 MPH 3% 30分		
9/2	35	外来	リハ室			
9/9	42	外来	リハ室			

エルゴ=エルゴメータ,下=下肢,上=上肢. *ハンドヘルドダイナモメータにて左右各3回測定した最大値の平均.

【最終評価時問題点】

Disease level
#1　慢性期心筋梗塞

Impairment level
#2　運動誘発性心筋虚血の存在
#3　知識不足（病態，栄養など）

Disability level
#4　不安

Handicap level
#5　復職困難

【最終評価時治療目標】
　短期目標：復職（発症前同様）
　長期目標：冠危険因子の是正，心筋梗塞の再発予防（二次予防）

【治療プログラムおよび経過】
前ページの表に示す．

【今後の治療計画】
（1）目標心拍数（target heart rate；THR = $140 \times 0.75 = 105$ bpm）での運動療法
（2）筋力強化
（3）監視型運動療法から非監視型運動療法への移行
（4）運動耐容能の再評価（トレッドミル負荷試験）
（5）退院後の患者のニーズに答える：仕事の再開，安全な運動，再発予防に対する的確な助言
（6）栄養，生活，復職などに対する面接相談，指導

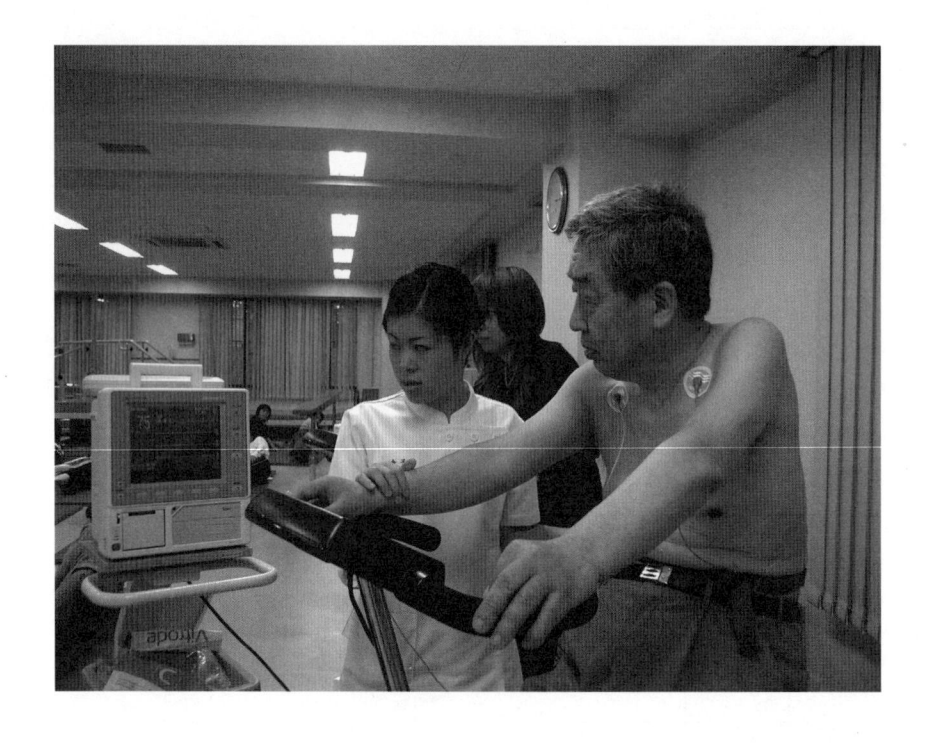

B：症例レポート

【はじめに】

急性心筋梗塞（AMI；acute myocardial infarction）を発症後，早期に冠動脈再灌流療法を施行され，その後心臓リハビリテーション（以下心リハ）が処方された症例である．症例は男性で年齢も37歳と若く，また自営業であったため退院後早期の復職を希望していた．心筋梗塞は重症で，心リハ開始時の心機能は著しく低下していたが，運動療法および生活指導の結果復職することができた．心リハ処方時から，退院し復職するまでのおよそ6週間の経過を報告する．

【症例紹介】

37歳，男性
身長 174 cm，体重 92.5 kg（入院時），BMI 30.6（肥満）
診断名：急性心筋梗塞（広範囲前壁）
発症日：H13年7月29日
合併症：肥満
主訴・本人の要望：復職して今までどおり働きたい．

【現病歴】

これまで労作などで胸部不快感を自覚したことはなかった．

H13年7月29日　仕事中（19時頃）喫煙時に胸部不快感を感じたが，1～2分で消失したので放置した．夕食後，焼酎で晩酌中（22時頃），煙草を吸った際にキューッと胸が締めつけられるような感じがした．しばらく様子をみたが軽快せず，痛みが増強し冷汗が出てきたので，救急車を呼んでA病院を受診した．心電図上で広範囲前壁梗塞が疑われたため，緊急再灌流療法目的でB大学病院に搬送され，そのまま冠動脈集中治療室（CCU；coronary care unit）入室となった．

同日23時　緊急冠動脈造影検査（CAG；coronary angiography）が施行され，責任病巣と思われる左冠動脈前下行枝（seg 6）の完全閉塞が確認された．この閉塞に対して経皮的経管冠動脈形成術（PTCA；percutaneous transluminal coronary angioplasty），および血管内ステント留置が施行され，血流は50％まで再開通した．再灌流療法後，梗塞範囲が大きく重症なポンプ失調が認められたため（数値不明），大動脈内バルーンパンピング（IABP；intra-aortic balloon pumping）が施行された．その後，心不全，重篤な不整脈，ショック，急性腎不全などの合併症を起こすことなく回復し，Forrester分類I型で経過している．

- H13年8月1日（第3病日）　IABP抜去．
- H13年8月2日（第4病日）　CCUにて，90度背もたれ坐位施行．
- H13年8月3日（第5病日）　椅子坐位施行後，CCU退室し，一般病棟個室入室．
- H13年8月4日（第6病日）　心リハが処方された．

【既往歴】

高脂血症：30歳頃から．治療はなし．
高尿酸血症（痛風）：34歳頃から．現在は症状なし．
その他：整形外科的疾患・神経疾患などの既往はなし．

【家族歴】

本人父：高血圧，高脂血症
本人母：子宮筋腫

【個人的・社会的背景】

(1) 職業：自営業（個人商店）．職場は自宅と別個で，車で5分の距離．
(2) 経済状況：自営のため本人が主たる収入を得ている．
(3) 家族構成：4人暮らし

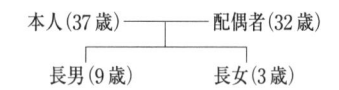

```
本人(37歳) ── 配偶者(32歳)
長男(9歳)    長女(3歳)
```

(4) 職歴・教育歴：大学卒
(5) 趣味：柔道（元柔道部で，最近は子供に指導していた）
(6) 嗜好：飲酒…焼酎，ウィスキーなど毎晩5〜10杯程度，喫煙…1日40本
(7) 病前の1日の生活
　　8時　起床（朝食なし）
　　9時　出勤（営業，外回りなど）
　　12時　昼食（外食）
　　20時頃　夕食（接待，外食多い）
　　22時頃　帰宅（夜食，晩酌）
　　1時頃　就寝
(8) 家屋構造および環境：住宅街の一戸建て（2階建て）

【医学的情報】
　心リハプログラムの適用にあたって重症度の判定（リスクの層別化）に役立つ情報を中心にまとめた．
(1) 急性期合併症：IABPを使用したが，抜去後，Forrester I 型（心係数 $2.4\ l/min/m^2 > 2.2$，肺動脈楔入圧 $8\ mmHg < 18$）で経過し，ショック，心不全，不整脈などの合併症はなかった．
(2) 12誘導心電図所見（7/29）
　ST上昇　I，aVL，$V_1 \sim V_5$
　ST低下　II，III，aVF
　異常Q波　aVL，$V_1 \sim V_5$
(3) CAG検査所見（米国心臓協会AHAの分類に基づく）：（7/29）
　① 右冠動脈
　seg 2　25％閉塞
　seg 4下行枝　25〜50％閉塞
　② 左冠動脈本幹　閉塞なし
　③ 左冠動脈前下行枝　seg 6　完全閉塞
　④ 左冠動脈回旋枝　閉塞なし
(4) 心臓超音波（UCG）検査所見（米国心臓協会AHAの分類に基づく）：（7/29）
　① seg 2（前壁中部），seg 3（心尖部）の壁運動なし（akinesis）
　② 左室駆出率（LVEF；left ventricular ejection fraction）：31％
(5) 血液生化学的マーカー検査
　① 最大クレアチンキナーゼ（CK）値：6505 IU/l（7/29）
　② 最大クレアチンキナーゼMB型（CK-MB）値：416 IU/l（7/29）
　③ 心筋トロポニンT（Troponin T; TnT）：17.03 ng/ml（7/29）
　④ 脳性ナトリウム利尿ペプチド（brain natriuretic peptide; BNP）：11 pg/ml（7/29）
(6) 治療：ECGならびにCAG所見より，責任血管と診断されたseg 6（完全閉塞）に対してPTCA＋ステントによる再灌流療法が施され，50％閉塞に改善した．
(7) 処方薬剤
　① レニベース（Renivace：降圧薬；アンジオテンシン変換酵素阻害剤）5 mg 2T 2×
　② プレタール（Pletaal：血小板凝集抑制剤）100 mg 2T 2×
　③ ケルナック（Kelnac：消化性潰瘍治療薬）80 mg 3cap 3×
　④ メバロチン（Mevalotin：抗高脂血症薬；HMG-CoA還元酵素阻害剤）10 mg 1T 1×
　⑤ プルセニド（Pursenid：大腸刺激性下剤）12 mg 1T 1×
　⑥ 小児用バファリン（抗血小板薬）（編者注：現在小児用バファリンは，バファリン81に改名）3T 3×
　⑦ ニトロダームTTS（NitrodermTTS：ニトログリセリン貼付薬，抗狭心症薬）1×

【心臓検査所見の要約】
　左冠動脈前下行枝seg 6閉塞による広範囲前壁の急性心筋梗塞である．発症時の逸脱酵素が高値で，超音波上前壁ならびに心尖部の壁運動が見られず，左室ポンプ機能の指標である左室駆出率も40％未満と低い．現在，Forrester分類I である．

【心リハプログラムの決定】

B大学病院では，急性心筋梗塞に対する心リハプログラムとして，重症度別に2週間（軽症），3週間（中等症），4週間（重症）の3パターンを用意している．プログラムの詳細を後出の表1に示した．それぞれ発症からの病日に応じて段階的に活動量を増すようになっている．ステージⅠからⅥまでは病棟で行い，Ⅶ以降は心臓リハビリテーション室（以下心リハ室）で行う．

本症例はリスクの層別化の結果，4週間の重症プログラムの適応と判断された．

【初回心リハおよび初回評価】 H13年8月4日：第6病日

すでに椅子坐位は終了していたため，ステージⅣの50m歩行から開始した．初回であったため，心リハは病院スタッフが実施し，初回評価だけを行った．

心リハは，前後に12誘導心電図を記録し，歩行中は心電図をモニターした．

(1) 全体像：意識レベル，コミュニケーションに問題なし．胸部不快感，胸痛，めまい，動悸などの自覚症状なし．

(2) ADL：安静が解除されていないので，終日ベッド上で過ごしている．ベッド上坐位可．許可されている活動は治療プログラムの表参照．

(3) 体重：83.9 kg（入院時より8.6 kg減）

(4) 12誘導心電図（安静時）

正常洞調律．不整脈なし．

虚血を示唆するST-T変化なし．

(5) 血圧，心拍数（安静時）

背臥位：100/60 mmHg　79 bpm

端坐位：98/58 mmHg　85 bpm

　　　（姿勢変化によるめまいなし）

(6) 50 m歩行時

胸部自覚症状なし．

心拍数問題なし．

不整脈および心電図変化なし．

「久しぶりに歩くので，足に力が入りにくい」との訴えあり．

(7) 12誘導心電図（50 m歩行後）

正常洞調律．不整脈なし．

虚血を示唆するST-T変化なし．

(8) 血圧，心拍数（歩行後）

直後（坐位）：102/58 mmHg　98 bpm

3分後（背臥位）：96/60 mmHg　80 bpm

(9) 自覚的運動強度（rating of perceived exertion；RPE）：歩行中の強度　11

【初回評価時の問題点】

Disease level

#1　急性心筋梗塞

#2　肥満

#3　高脂血症

Impairment level

#4　心機能低下

#5　安静臥床によるDeconditioning（脱調整）

Disability level

#6　ADL制限（活動範囲ベッド上）

Handicap level

#7　行動範囲の限定

#8　復職困難

【初期評価時の治療目標】

短期目標：監視下で病棟生活の制限の解除

長期目標：復職

【治療プログラム】

初回の訓練で50m歩行が問題なかったため4週間プログラムに基づいて実施することになった．実施にあたり，以下の厚生省循環器病委託研究班の進行基準[2]に合致することを確認しながらステージを進めた．

① 自覚症状の有無：胸痛，呼吸困難，動悸，めまい，ふらつき，疲労感などが出現しないこと．

② 心拍数：120拍/分以上，または安静時の値より40拍/分以上上昇しないこと．

③ 収縮期血圧：30 mmHg以上上昇しないこ

表1 B大学病院における心臓リハビリテーションプログラム

a. 2週間プログラム

実施場所	病棟					心臓リハビリテーション室		
病日	1	2	3	4	5	6〜	8〜	10〜
運動強度	1〜2 METs		2 METs			2〜3 METs		
ステージ	Ⅲ	Ⅳ	Ⅴ-1	Ⅴ-2	Ⅵ	Ⅶ-1	Ⅶ-2	Ⅶ-3
運動プログラム	椅子坐位	病室内歩行 50m/1分×3回	病棟廊下歩行 100m/2分×3回	病棟廊下歩行 300m/6分×3回	シャワー負荷 +病棟廊下歩行 300m/6分×2回	トレッドミル歩行 自転車エルゴメータ ストレッチ訓練 (連続負荷10分)	トレッドミル歩行 自転車エルゴメータ ストレッチ訓練 (連続負荷20分)	トレッドミル歩行 自転車エルゴメータ ストレッチ訓練 (連続負荷30分)
						階段昇降(Stage Ⅶの間に行う)		
坐位時間	椅子坐位 20分×3回	椅子坐位 30分×5回	椅子坐位 50分×5回〜					
歩行(移動方法)	車いす介助	病室内歩行自由		病棟内歩行自由		病院内歩行自由		
食事	ベッド上	椅子可						
洗面・歯磨き	坐位+おしぼり		病室内洗面所	病棟洗面所				
シャワー・入浴	清拭部分介助		清拭自立		シャワーリハ	シャワー自立		入浴(退院時)
トイレ	車いすトイレ・コモード	室内トイレ		病棟トイレ				
着替え	部分介助		自立					
指導等	病棟リハ開始, プログラムの説明, 指導					リハ室での プログラム説明, 指導		退院指導 (生活指導, 運動指導)

b. 3週間プログラム

実施場所	病棟							心臓リハビリテーション室		
病日	1〜	3	4	5,6	7,8	9〜		12〜	14〜	16〜
運動強度	1 METs	1〜2 METs			2 METs			2〜3 METs		
ステージ	Ⅰ	Ⅱ	Ⅲ	Ⅳ-1,2	Ⅴ-1,2	Ⅴ-3,4	Ⅵ	Ⅶ-1	Ⅶ-2	Ⅶ-3
運動プログラム	絶対安静	背もたれ 坐位(90°)	椅子坐位	病室内歩行 50m/1分×1回 50m/1分×3回	病棟廊下歩行 100m/2分×2回 100m/2分×3回	病棟廊下歩行 200m/4分×3回 300m/6分×3回	シャワー負荷 +病棟廊下歩行 300m/6分×2回	トレッドミル歩行 自転車エルゴメータ ストレッチ訓練 (連続負荷10分)	トレッドミル歩行 自転車エルゴメータ ストレッチ訓練 (連続負荷20分)	トレッドミル歩行 自転車エルゴメータ ストレッチ訓練 (連続負荷30分)
								階段昇降(Stage Ⅶの間に行う)		
坐位時間	禁止	背もたれ 坐位(90°) 20分×3回	椅子坐位 20分×3回	椅子坐位 30分×5回	椅子坐位 50分×5回〜					
歩行(移動方法)	禁止		車いす介助	病室内歩行 1分以内	病室内歩行 2分以内	病室内/病棟内歩行自由		病院内歩行自由		
食事	絶食	ベッド上		椅子可:50m×3回をクリア後						
洗面・歯磨き	介助	おしぼり	坐位+おしぼり		病室内洗面所	病棟洗面所				
シャワー・入浴	禁止 清拭全介助		清拭部分介助		清拭自立		シャワーリハ	シャワー自立		入浴(退院時)
トイレ	ベッドパン		車いすトイレ・コモード /室内トイレ:50m×3回をクリア後			病棟トイレ				
着替え	全介助		部分介助		自立					
指導等		病棟リハ開始, プログラムの説明, 指導						リハ室での プログラム説明, 指導		退院指導(生活 指導, 運動指導)

Ⅷ. 急性心筋梗塞後のリハビリテーション

c. 4週間プログラム

実施場所	病　棟								心臓リハビリテーション室		
病日	1〜	3	4	5〜	8〜	10〜	12〜		15〜	17〜	22〜
運動強度	1METs	1〜2 METs			2 METs				2〜3 METs		
ステージ	Ⅰ	Ⅱ	Ⅲ	Ⅳ-1,2,3	Ⅴ-1,2	Ⅴ-3,4	Ⅴ-5	Ⅵ	Ⅶ-1	Ⅶ-2	Ⅶ-3
運動プログラム	絶対安静	背もたれ坐位(90°)	椅子坐位	病室内歩行 50m/1分×1回 50m/1分×2回 50m/1分×3回	病棟廊下歩行 100m/2分×2回 100m/2分×3回	病棟廊下歩行 200m/4分×2回 200m/4分×3回	病棟廊下歩行 300m/6分×3回	シャワー負荷 +病棟廊下歩行 300m/6分×2回	トレッドミル歩行 自転車エルゴメータ ストレッチ訓練 (連続負荷10分)	トレッドミル歩行 自転車エルゴメータ ストレッチ訓練 (連続負荷20分)	トレッドミル歩行 自転車エルゴメータ ストレッチ訓練 (連続負荷30分)
									階段昇降 (StageⅦの間に行う)		
坐位時間	禁止	背もたれ坐位(90°) 20分×3回	椅子坐位 20分×3回	椅子坐位 30分×5回	椅子坐位 50分×5回〜						
歩行(移動方法)	禁止		車いす介助	病室内歩行 1分以内	病室内歩行 2分以内	病室内歩行自由	病棟内歩行自由		病院内歩行自由		
食事	絶食	ベッド上		椅子可:50m×3回をクリア後							
洗面・歯磨き	介助	おしぼり	坐位+おしぼり		病室内洗面所		病棟洗面所				
シャワー・入浴	禁止 清拭全介助		清拭部分介助		清拭自立			シャワーリハ	シャワー自立		入浴(退院時)
トイレ	ベッドパン		車いすトイレ・コモード /室内トイレ:50m×3回をクリア後				病棟トイレ: 300m×3回をクリア後				
着替え	全介助		部分介助			自立					
指導等		病棟リハ開始, プログラムの説明, 指導							リハ室での プログラム説明, 指導		退院指導(生活指導, 運動指導)

表2 治療経過

日付	病日	Stage	場所	内容	備考	筋トレ
8/4	6	Ⅳ-1	病棟	50 m 歩行		
(8/5,6)		Ⅳ-2,3	病棟	↓	自主トレ	
8/7	9	Ⅴ-1	病棟	100 m 歩行		
(8/8,9)		Ⅴ-2,3	病棟	↓	自主トレ	
8/10	12	Ⅴ-4	病棟	200 m 歩行		
(8/11)		Ⅴ-5	病棟	↓	自主トレ	
8/12	14	Ⅴ-6	病棟	300 m 歩行		
8/13	15	Ⅶ-1	リハ室	トレッドミル 2.0 MPH 10分		下1 kg
8/14	16	Ⅶ-2	リハ室	自転車エルゴ 20 Watts 20分		下2 kg
(8/15,16)			病棟	病棟歩行 300 m 3回/日	自主トレ	
8/17	19	Ⅶ-3	リハ室	自転車エルゴ 30 Watts 30分		↓
8/18	20	Ⅶ-3	リハ室	自転車エルゴ 40 Watts 30分	階段	
8/19	20	Ⅶ-3	リハ室	自転車エルゴ 45 Watts 30分		
8/20	21	退院				
8/24	26	外来	リハ室	自転車エルゴ 50 Watts 30分 筋力測定　等尺性膝関節伸展 40 kg* 　　　　　肩関節外転(10RM) 8 kg	負荷量 6 kg 4 kg	
8/26	28	外来	リハ室	自転車エルゴ 60 Watts 30分		下6 kg, 上4 kg
8/28	30	外来	リハ室	トレッドミル 2.7 MPH 0% 30分		↓
8/31	33	外来	リハ室	トレッドミル 2.7 MPH 3% 30分		
9/2	35	外来	リハ室			
9/9	42	外来	リハ室			

エルゴ=エルゴメータ, 下=下肢, 上=上肢. *ハンドヘルドダイナモメータにて左右各3回測定した最大値の平均.

と，また20 mmHg以上低下しないこと．
④ 0.2 mV以上のST低下，梗塞部STの著明な上昇がないこと．
⑤ 重篤な不整脈が出現しないこと．

B大学病院では，リハ室で行われるステージⅦ以上の機器を用いた運動の前に，下腿三頭筋，大腿四頭筋のストレッチおよび筋力強化トレーニングを治療プログラムに加えている（表1参照）．筋力トレーニングの負荷量は1 kgから開始し，20分の運動が可能になったら2 kgに増加し，30病日以降は等尺性筋力を測定し，筋力に応じた負荷量を処方する．

また，プログラムの中に，退院後の食事，生活様式，自主トレーニングなどの自己管理法の面接相談を組み込み，退院後も自信をもって生活できるように早期から指導する．

心リハでは患者の安全管理が特に重要である．ステージⅠ〜Ⅵの病棟プログラムでは，運動前に12誘導心電図，血圧，心拍数を調べ，適応を確認した．運動中は自覚症状の出現に注意するだけでなく，心電図をモニターし，心拍数および不整脈を監視した．運動後は再度12誘導心電図をとり，運動前と変化のないことを確認した．また，各時点におけるRPEもあわせて確認した．

ステージⅦ以降の心リハ室での機器を用いた運動では，前後に血圧，心拍数を確認し，運動中はモニター心電図によって心拍数および不整脈の監視を行った．

【治療経過】
進行状況を表2にまとめた．第16病日でステージⅦ-2，第19病日でステージⅦ-3に進み，第21病日に退院した．第26病日から外来での運動訓練に入ったが，上肢筋力の強化を加え，第30病日からは，自転車エルゴメーターからトレッドミルに変えて運動療法を継続している．運動中のRPEは常に12以下であった．また，12誘導心電図ではST変化も不整脈も認められていない．

【最終評価】 H13年9月9日：第42病日
(1) 主訴，ニーズ：少しずつ仕事を再開しているが，どのくらいのペースで再開して行くべきかがわからないので不安である．自宅での運動のやり方が今ひとつわからない．また心筋梗塞になるのではないかという不安がある．仕事柄付き合いで外食やお酒を飲む機会が多くて，なかなか管理できない．
(2) 体重：80.0 kg（BMI 26.4）
(3) モニター心電図：安静時，運動中（トレッドミル2.7 MPH，傾斜3％，時間30分）ともに正常洞調律で，不整および虚血を示唆するST-T変化はなし．
(4) 血圧，心拍数
　安静時（運動前）92/58 mmHg　82 bpm
　運動中　100〜124/60 mmHg　97〜105 bpm
　安静時（運動後）99/59 mmHg　78 bpm
　Borg Scale　7〜8
(5) トレッドミル運動負荷試験（9/4）
① 負荷様式：Bruce法
② 運動時間11分42秒，到達METs数 10 METs
③ 最高心拍数161 bpm（安静時78 bpm），
　血圧170/82 mmHg（安静時102/60 mmHg）
④ Borg Scale（最高値）15，終了理由；目標心拍数（160）到達
⑤ 心電図変化 V_2〜V_4，陰性T波の陽性化，Ⅱ，Ⅲ，ST低下（水平型）
⑥ 心電図変化出現時心拍数140 bpm
⑦ 自覚症状：胸痛，めまい，ふらつき，疲労感，いずれもなし．
⑧ 総合判定：陽性．運動により心筋虚血が引き起こされている．
⑨ 運動処方：心電図上虚血性変化があらわれた時点の心拍数（140 bpm）を最高心拍数とし，75％最高心拍数（peak HR）を至適運動強度として処方する（140×0.75＝105 bpm）．

【最終評価時の問題点】

Disease level

#1　慢性期心筋梗塞

Impairment level

#2　運動誘発性心筋虚血の存在

#3　知識不足（病態，栄養など）

Disability level

#4　不安

Handicap level

#5　復職困難

【最終評価時の治療目標】

　短期目標：復職

　長期目標：冠危険因子の是正，心筋梗塞の再発予防（二次予防）

【今後の治療計画】

（1）目標心拍数（target heart rate；THR = 140 × 0.75 = 105 bpm）での運動療法

（2）筋力強化

（3）監視型運動療法から非監視型運動療法への移行

（4）運動耐容能の再評価（トレッドミル負荷試験）

（5）退院後の患者のニーズに答える：仕事の再開，安全な運動，再発予防に対する適切な助言

（6）栄養，生活，復職などに対する面接相談，指導

【考　察】

　心リハプログラムは発症直後の絶対安静期の患者訪問からスタートし，坐位，病棟内歩行，機器を用いた運動療法へと段階的にステージが進行し，退院後の生活指導，再発予防にまで続く一連の治療スケジュールから成り立っている．心リハの究極の目標は，「発症前の生活レベルに戻り，再発を予防する」ことにあるが，具体的な治療の目標は時期によって変化する．発症初期の病棟リハの時期（ステージⅤまで）には活動制限を解除し，ADLレベルを拡大することが目標となる．したがって，この時期には50 m歩行，200 m歩行と運動量を高めて行き，ステージをクリアするごとに安静度が解除される．患者の不安を取り除き，自信をもたせるのも重要な仕事である．

　病棟300 m歩行が終了した時点でリハ室での機器を用いた運動療法が開始される．入院中は厳重な監視下で行われる運動療法も，亜急性期から慢性期にあたる退院後には非監視型運動療法へ移行する．したがって，入院中のこの時期に運動療法と並行して患者自身で自己管理ができるように，自主トレーニングの時間，回数，強度，運動中のバイタルチェックなどの具体的な方法を指導する．

　心リハプログラムは大枠を決めているだけなので，適用にあたっては個々の症例の呼吸循環機能に応じて，安全限界内で実施する必要がある．B大学病院では負荷量を増加する際には，あらかじめ12誘導心電図，バイタルサイン，自覚症状などをチェックし，進行基準を逸脱していないか確認してから次のステージに進むようにしていた．何らかの逸脱がみられた際にはその段階にとどめ，医師に状況を報告し，大きな問題がなければ再度チェックを実施し判定していた．

　退院後には，患者本人も希望していたように，できるだけ早い社会復帰が目標となる．本症例は順調にリハが進行し，予定より早く発症3週間後に退院できたので，今では外来通院しながら運動訓練を続けている．運動耐容能は10METsに到達しており，またリハ中に過剰な血圧上昇あるいは低下，不整脈の出現などの問題はみられていない．日常生活は元より，病前の仕事への復帰も十分可能であると考えられるが，運動負荷試験の結果は虚血性の変化が陽性であるため，安全な範囲内に生活レベルをしっかりと設定することが大切である．

　運動療法は左室リモデリングを助長するのではなく，むしろ抑制するという報告[3]もあるが，本症例のような左室の広範囲な梗塞では，たとえ経

過が順調にみえても，リモデリング助長の可能性を常に考えながら慎重に運動療法を進める必要がある．

前述したように，心リハは発症前のレベルに回復させるだけではなく再発予防も目指している．年齢は若いが，本症例は肥満，喫煙，飲酒など冠危険因子が多いので，長期的な目標としてこれらの是正を掲げた．退院後，特に復職して程なく外食や飲酒の機会が増え，生活が大幅に変化することから，服薬や食事管理がうまくいかなくなることも少なくない．また，この時期には，患者の不安やストレスも大きくなることが多いので，外来診療の際，患者の不安やストレスを聴取し，適切なアドバイスをすることが必要である．一方，不安などから必要以上に低いレベルで生活している患者も見うけられる．過剰な制限は不必要であり，かえって逆効果であることを指導する．特に精神的な不安が強いと考えられるときには，不安の原因を突き止めて解消させるようにし，自信をもって生活できるように支援して行くことが重要である．

心リハには，すでにたくさんのクリティカルパスが存在する[4〜8]ことからも予想できるように，理学療法士，医師，看護師，ケア・マネージャー，栄養士，薬剤師など多職種のメンバーで構成されたチームで，集学的に治療が進められる．この中で理学療法士は，救急治療を終わった段階から患者の病態の評価，治療計画，実行，監視などに深く関わり，チームの中心となって心リハを進めていく．このようなチーム医療は，理想的に機能するとメンバーがそれぞれの専門性を発揮し，対象者にきめ細かい医療サービスが提供できると期待される．

【参考文献】

1) 木全心一ほか：狭心症．心筋梗塞のリハビリテーション（改訂第3版）．南江堂，1999, p272．
2) 戸嶋裕徳：厚生省循環器病研究―心疾患のリハビリテーションシステム開発に関する研究．昭和57年度業績集，1983, p158．
3) 木全心一ほか：狭心症．心筋梗塞のリハビリテーション（改訂第3版）．南江堂，1999, 224-228．
4) 洲川明久，今井嘉門，牧田茂：10. 心筋梗塞クリニカルパス．米本恭三，石神重信，石田暉（編集）：臨床リハ別冊 リハビリテーションクリニカルパス実例集．医歯薬出版，2001, 152-163．
5) 川波恭弘，坂本慎一，野村美子，平田多美子，石田由紀子，中尾浩一，岡秀樹，庄野弘幸，本田喬：クリニカルパスを用いた心筋梗塞急性期リハビリテーション（AMI-CP）の有用性．心臓リハビリテーション 7（1）：49-52, 2002．
6) 鈴木知己，平盛勝彦：急性冠症候群患者管理のためのクリニカルパス．ICUとCCU 27（2）：129-137, 2003．
7) 中上理一郎，依田啓司，山中修，本田守弘：私の病院の取り組み，ビデオパスの有用性の検討．医療マネージメント学会雑誌 3（4）：650-653, 2002．
8) 中尾浩一：心筋梗塞急性期リハビリテーションとクリニカルパス．日本集中治療医学会雑誌 9（2）：95-102, 2002．

解　説

心筋梗塞の発作後間もない患者を実習生が担当する機会はほとんどないだろうが，急性期のリハビリテーション（以下リハ）の例として取り上げる．

臨床実習の対象者として高齢者が選ばれることは少なくないであろうし，またこれらの高齢者が虚血性心疾患を合併する例も少なくない．リスク管理の項目を整理する際，本レポートで取り上げられた医学的検査所見の項目が参考になるであろう．

【はじめに】

このレポートでは短い文章の中で症例の特徴，患者の希望を中心に治療や転帰まで言及している．

【症例紹介（基礎情報）】

診断名と入院時の体重に注目が集まる．本人の要望もここに入れている．

【現病歴】

いつ，どこで，どのように発症したかが示されている．心リハの場合，学校での講義で詳しく教えられていない検査所見が多いので，医師のカルテや看護記録を参考にさせてもらい，わからないことはどんどん質問しておく．

近年の冠動脈疾患の診断・治療の手技の進歩はめざましいが，時代とともにその手技の呼び方も変化してきている．用語集にPTCAと関連する術語 coronary intervention, POBA, PCI を解説しておく．

冠動脈の閉塞の状況，再灌流療法の効果，心不全やショックの有無，実習生が受け持つまでのリハの経過などがまとめられている．臨床で慣用されている急性心筋梗塞患者のForrester分類は，左室充満圧 18 mmHg 以上を肺うっ血，心係数 $2.2 l/min/m^2$ 以下を低心拍出量として4群に分ける血行動態分類法であり，Ⅰは，肺うっ血(-)，心拍出量異常なしのカテゴリーに入る．IABPは急性期の心筋の負担を減らし，心原性ショックや合併症の発現を防ぐ．

Forrester分類が心臓カテーテルの情報を必要とするのに対して，これを必要としない心筋梗塞に伴うポンプ失調の重症度分類にKillip分類がある．これは，Ⅰ度；心不全の徴候なし，Ⅱ度；軽症～中等度の心不全(肺ラ音聴取域が全肺野の50％以下)，Ⅲ度；肺浮腫(肺ラ音聴取域が全肺野の50％以上)，Ⅳ度；心原性ショック(血圧90 mmHg以下，尿量減少，チアノーゼ，意識障害)の4段階分類であり，高度になるにつれ急速に死亡率が上昇する．

【既往歴】

高血圧，肥満，糖尿，高脂血症など心筋梗塞の危険因子を合併している場合には，ここにあるように何がいつ頃から合併していたかを記載する．高尿酸血症が認められるが薬物治療は受けていなかったのか，またレニベースが処方されているが，高血圧と診断されたことはないのか．

【家族歴】

父親の高血圧，高脂血症が記載されている．

【個人的・社会的背景】

必要な事項を箇条書きにしてまとめてあり，わかりやすい．このように整理しておくと退院後の生活指導にも活用できる．発症前の運動機能，運動習慣も治療の中心が運動療法と生活指導であるので詳しく聞いておく．

【医学的情報】

このレポートでは，もっぱら急性心筋梗塞を起こした心臓の検査所見および投薬内容に当てられている．これは治療プログラムが，これらの医学情報をもとにして選択され，実施されるからである．心電図，冠動脈造影所見，心エコー所見，心筋酵素値など，医師や実習指導者から説明を受け，まとめておく．医師や，看護側からの情報が，このレポートでは特に区別されずに一括して取り扱われている．ここにまとめた程度の情報があれば，心筋梗塞の重症度の評価が可能である．投与され

ている薬剤の記載も重要である．

【心臓検査所見の要約】

患者の冠動脈の閉塞部位からスタートし，心エコー所見を援用して患者の病理解剖学的変化を概観している．実習生が心リハを実習する前には，客観的データをそのまま記載するのではなく，心ポンプ機能（梗塞の範囲，左室駆出率），心筋虚血（冠動脈の残存狭窄の有無）および不整脈（特に運動誘発性不整脈）の3つに分けてまとめておくことが有用であろう．

【心リハプログラムの決定】

心リハプログラムは多くの施設で，施設の実情に合わせてつくられた標準プログラムや，クリニカルパスに依存する．これは心リハが多職種の関係者の共同作業であり，一つの職種の都合だけではスケジュールが決められないことも影響している．したがって，適用するときには，個々の患者の特異性を理学療法の立場から見直して，細部を調整する必要がある．どのようなプログラムが採用され，どのような修正がなされたか，その理由とともに記述する．

【理学療法の経過】

理学療法の処方日に実習生が担当を開始したので，初回評価および初回リハというタイトルでまとめている．心リハの場合には，他のリハと異なり，リハ中の心肺機能の指標（バイタル）に特に留意しなければならない．初回の評価は，担当医や指導者と一緒に実施する．実習の対象となる症例は，心機能障害が軽度で症状が落ち着いている症例が選ばれるだろうが，急変することがあるので，治療中は全身状態のモニターをするとともに，実習生が一人だけにならないように工夫してもらう．

評価にあたってはリハが禁忌でないかどうか，基準から逸脱している所見はないかを入念に調べる．このレポートで行われている検査が参考になるだろう．

【初回評価時の問題点】

整形外科手術後や脳卒中後の理学療法と違って，心リハで行われる評価は，患者に運動療法を実施してよいか，運動療法が過度でないかを判断する情報の収集であり，患者の関節機能や筋力の測定は二次的なものである．したがって，理学療法で通常使われているIDHレベルのほかに原疾患と危険因子を取り上げている．心リハの場合，治療目標を立てるにあたって，この両者は深く関わっている．Impairment levelとして心機能低下とDeconditioning, Disability levelではADLの制限，活動範囲の制限，そしてHandicap levelとして行動範囲の制限をあげている．各項目に通し番号をつけているが，治療プログラムの内容の番号と対応をつけているわけではない．

なお，Impairment（機能障害）をまとめる際，心疾患以外の症例では一般に運動機能について筋力，関節可動域，バランスなど細かく分類するのに対して，本症例では心機能障害という大まかな分類になっている．心臓検査所見のところでコメントしたように，心機能低下をさらに細分して心ポンプ機能，心筋虚血，不整脈に分けて問題点を整理した方がよい．本症例では広範囲な梗塞でLVEF（左室駆出率）が31％と低下していることから，心ポンプ機能の低下としておく方が問題点を絞りやすい．

以下に例示するように一次的問題，二次的問題という分類もある．

一次的問題
#1　肥満
#2　高脂血症
#3　急性心筋梗塞
二次的問題
#4　心機能低下
#5　安静臥床による脱調整（Deconditioning）
三次的問題
#6　ADL制限（活動範囲ベッド上）
#7　行動範囲狭小
#8　復職困難

一般の運動機能低下を示す症例と違って，心リハの対象となるような心疾患患者では復職困難な

人は少ない．ここで取り上げた患者も復職している．今少し具体的な形で示すとわかりやすい．

【初期評価時の治療目標】

短期目標として病棟生活の制限の解除，長期目標として復職をあげている．短期目標は，内容を細分して個別的に記述しておくと，治療効果との対応がつけやすい．数値で示すことができれば治療効果が具体的に判定できる．長期目標も同様に，できるだけ細分化して提示しておく方が治療計画を立てやすいし，効果の判定も明確になる．

【治療プログラムの作成】

心リハプログラムは，各施設でパターン化されていることが多い．ここでも3種類のプログラムが用意され，患者の病態に応じて選択される．こうすることにより，プログラム作成作業の負担を軽減するとともに，チーム医療の円滑化を図っている．

しかし，個々の患者に適用するにあたっては，患者の心・肺機能を詳しく監視しながら効果的な治療を進める必要がある．除外基準に相当した症状がなかったか，退院後の生活管理の指導をどのように行ったかなど，患者に合わせて調整した点，特に注意した点をまとめておく．

【治療経過】

運動内容の要点を時間を追って表示し，運動中の患者の状態を文章で補足している．わかりやすい．

【最終評価】

冒頭に退院後，患者が実感した疑問を取り上げている．運動処方に直接関係する情報ではないが，治療計画の作成に必要な情報である．つづいて発症後約6週目に行われた血圧測定や，トレッドミル試験の結果で，最後にそれに基づく運動処方を提示している．この時点では，具体的な治療目標が迅速かつ質の高い社会生活への復帰に変化しているので，そのためのリハに耐えられるかどうかの情報が重視される．一面，血清生化学検査の情報などの再発予防に関係する危険因子についての記述が不足しているが，これは理学療法士だけの仕事ではない．

【最終評価時の問題点】

時間の経過とともに，一部の問題点は解決し，また新しい問題点が出現する．急性心筋梗塞の場合，発症直後の死亡率が高いので，リハ開始時点では二次予防まで考えが及ばないが，6週間を順調に経過した後では，社会生活の復帰と再発予防を目標においたリハ治療計画が必要になる．

【最終評価時における目標】

初期評価時の長期目標であった復職が短期目標に変わり，あらたに再発予防が長期目標となった．

【今後の治療計画】

最終評価の結果を利用して，回復期の心リハ治療の内容を提示している．抽象的ではあるが，これらの仕事を実践するのは卒業後ということになる．

【考　察】

心リハの臨床実習での経験は，まだ珍しい．このレポートでは自分が経験した心リハの経過をたどりながら，この患者をどのように考え，どのように治療したかを紹介している．心リハプログラムと心リハのクリティカルパスはどう違うのだろうか？　できればこのような考察が加わると面白かった．最後に，心リハが多職種の専門家の共同作業であることを示し，その中での理学療法士の役割を強調している．

【参考・引用文献】

本格的な研究論文では，参考文献は原著を引用するのが通常であるが，症例レポートでは，自分が読んだ参考書で代用させてよい．ただ，記載の方式は決められたルールに従う習慣をつける．

用 語 集

症例レポートおよび解説に出てくる用語を簡単な説明を加えて収載した．欧字からの検索の便も考慮して，英和対応表を末尾に添えた．

用語集

日本語	英語（略語）	内容	参照ページ
アームスリング，腕つり	arm sling	上肢補装具の一種．肩の脱臼予防などに使用	66
アイス(氷)パック	Ice pack	物理療法の一種	36
アイスロス	Icelandic roll on silicone socket（ICEROSS）	オズー社の製品．末端部を除いて縦にも横にも大きく伸びる柔軟なシリコンゴム製の義足用ライナー．オズー社のほかにもオットーボック社などに同種の製品がある．	107
アイソパワー	Isopower	StrengthErgo の運動仕様の一種．一定の負荷(ワット)でペダルを回転させる設定	53
アイトロール	Itorol	冠動脈拡張剤（亜硝酸薬）	67
足クローヌス，足間代	ankle clonus	足関節を急に背屈させると起こる底屈，背屈のくり返し．錐体路症状の一つ	69
アダラート	Adalat	降圧剤（Ca拮抗剤）	45
アタラックスP	Atarax-P	向精神薬	88
アプローチ	approach	対象に接近すること，またはその方法	85
アライメント	alignment	身体各部の配列：体軸、四肢軸との関係で表現する．	23
アンツーラン	Anturan	尿酸排泄促進薬	98
意識清明な，覚醒した	alert	はっきり目覚めた意識状態を示すことば	86
萎縮	atrophy	筋を構成する各筋線維が細くなり筋のボリュームが減ること	45
イソジン	Isodine	消毒剤	16
1回反復筋力(抵抗)	1-repetitive maximum（1RM）	全可動域にわたり1回反復して行える最大抵抗量．筋力増強法における単位	23
イニシャル	initial	姓名の頭文字．例：森花子→HM	8
医療ソーシャルワーカー	medical social worker（MSW）	社会福祉の立場から患者の医療上の相談に乗る専門家	9
インテバン	Inteban	抗炎症剤（アリール酢酸系）	22
上田の12段階評価		脳卒中片麻痺の回復過程を分類整理したブルンストローム・ステージを基礎において上田が開発した回復段階評価法	67
ウェルパス	Welpas	消毒剤	16
内がえし	inversion	距腿関節と中足関節の双方で行われる足部の複合運動．回外，内転，底屈が組み合わさって，下腿軸に対し足底面を内方へ向ける．	19
運動維持困難症	motor impersistence（MI）	運動を持続することができないこと．右脳損傷者に多くみられる．	67
運動点	motor point	直下の筋を電気刺激する際，もっとも弱い電流で収縮を起こすことができる皮膚上の部位	85
エースコール	Acecol	降圧剤（ACE阻害薬）	45
エガースプレート	Eggars plate	骨折の内固定に用いられる金属プレート	21
エバンス分類	Evans classification	大腿骨頸部外側骨折の分類：骨折の転位度から判定，Type I と Type II がある．	31
エルゴメーター	ergometer	仕事量を測定する装置	117
開始肢位，出発肢位	starting position	動作を開始するときの姿勢	33
外旋	external rotation（ext. rot.）	四肢の長軸を中心として回旋する運動のうち体幹から遠ざかる運動	19
外転	abduction（abd.）	四肢の運動のうち前額面上の運動で体幹長軸から遠ざかる運動	19

用 語 集

日本語	英語（略語）	内　容	参照ページ
下肢	lower extremity（L/E）		45
ガスター	Gaster	ヒスタミン H_2 受容体拮抗薬, 抗胃潰瘍薬	55
ガストローム	Gastrom	消化性潰瘍治療薬	67
片肘支持	on elbow	床面に片肘をつき, 支持している状態	82
片ロフストランド杖	one Lofstrand crutch or single Lofstrand crutch	ロフストランド杖を片側だけに使用した状態	25
カルデナリン	Cardenalin	降圧剤（a 遮断薬）	45
冠疾患集中治療室	coronary care unit（CCU）	急性心筋梗塞など重症の急性期冠疾患患者を治療する病棟ユニット	113
感情(情動)維持困難	emotional impersistence	情動を調節できない状態, 安定しない状態	67
関節	joint（jt.）	2個あるいはそれ以上の骨が接合する部分	19
関節可動域	range of motion（ROM）	関節ごとに動かせる方向と範囲がほぼ決まっており, その関節の動かせる範囲. 自動と他動の二つがある.	45
関節可動域エクササイズ	ROM exercise（ROM ex.）	可動域内で関節を自分あるいは他者によって動かす運動の総称	47
（関節)可動域テスト	range of motion test（ROMT, ROM-T）	可動域テストは各種提示されているが, ここでいうテストは日本整形外科学会と日本リハビリテーション医学会で規定した方法にしたがって計測される方法をいう.	32
冠動脈インターベンション	coronary intervention	冠動脈病変を改善するために行われる冠動脈形成術などの手技	121
冠動脈造影	coronary angiography（CAG）	冠動脈の走行と形状を調べるために造影剤を注入してX線写真をとる検査	114
冠動脈バルーン血管形成術	primary old balloon angioplasty（POBA）	最近までは経皮的冠動脈形成術（PTCA）といえば風船療法を意味していたが, PTCAに用いられるデバイスはどんどん増加してPTCA＝風船療法と言えなくなった. そこで従来からの風船療法を他と区別するためPOBAと呼ぶ.	121
寒冷療法	cold therapy, cryotherapy	物理療法の一種で, 寒冷刺激を利用	36
キーパーソン	key person	主介護者. 患者の介護の中心となる人物	8
機能障害レベル	impairment level	筋力や関節可動域などの生物レベルでの障害	9
ギプスソケット	cast socket	切断端にギプス包帯を巻いて作ったソケット	109
急性心筋梗塞	acute myocardial infarction（AMI）	心臓の冠動脈に塞栓が起こり, 血液がその下流に供給されない状態. 左前胸部の激痛で発症することが多い.	101, 113
吸着式ソケット	suction socket	義足が断端から取れないようにするためには, 外部から断端に向かって吊り上げるか, 断端との摩擦を高めるか, あるいは密閉をよくしてソケットの中を陰圧にする. 断端内を陰圧にして取れないようにしたソケット	97
強制把握現象	forced grasping	患者の手掌に物を接触させながら移動させると, 強く握りしめて離さない現象. 生後6ヵ月くらいまで見られるがその後は消失する反射. 前頭葉の病気でも出現	67
棘果長	spina malleolar distance（SMD）	体外からの下肢長計測の指標の一つ. 上前腸骨棘から脛骨内果までの距離	18, 32

日本語	英語（略語）	内容	参照ページ
虚血閾値	ischemic threshold	それ以上増加すると心筋虚血症状（狭心痛，不整脈など）が出現する運動負荷量の限界	110
キリップの分類	Killip classification	急性心筋梗塞に伴う左心不全の重症度分類	121
クォリティオブライフ	quality of life（QOL）	生活の質．障害面だけでなく，社会的，文化的な面を含めて考えた生活の質で，その向上がリハビリテーションの目標になる．	27,105
駆出分画，駆出率	ejection fraction（EF）	（拡張終期容積－収縮終期容積）/拡張終期容積×100．正常は約60％以上	114
屈曲	flexion（flex.）	関節の運動のうち，基本肢位で矢状面上の運動	19
靴下（ソックス）エイド	socks aid	股関節に制限がある人やRAの人が用いる靴下を履く自助具．靴下を履くときに下肢関節や腰背部の障害で前屈が制限され，手が届かない場合に用いる．プラスチック製の板に靴下を通し，足を入れた後上部についている紐を引き，靴下を引き上げる．	25
靴べら式装具	shoe horn brace（SHB）	下肢装具の一種．プラスチック短下肢装具ともいう．	55
グラビコーダー	gravicorder GS-3000	アニマ社製の重心動揺測定装置	56
グラマリール	Gramalil	向精神薬（ベンズアミド系）	88
クリティカルパス	critical path	→ clinical path	120
クリニカルパス	clinical path	clinical pathwayともいう．患者に対する治療，処置，検査，ケアなどの内容および患者の状態を時間経過にしたがってまとめたスケジュール表．疾患，手術，検査別に医療者用と患者用とが用意されていることが多い．医療スタッフと患者が情報を共有でき，医療の効率化と質の向上に役立つ．クリティカルパスと呼ばれることもある．	4
車いす	wheelchair（W/C）	車輪とブレーキを備えた移動用の椅子．いろいろなタイプがある．歩行障害や安静を必要とする患者が坐位のまま利用できる．	47,65
クレアチンキナーゼ	creatine kinase（CK）	骨格筋，心筋，平滑筋，脳に分布し，クレアチンリン酸とADPからクレアチンとATPを生成する酵素．M（筋型）とB（脳型）の2種のサブユニットからなる．骨格筋由来のCK-MM型，脳，平滑筋，腎由来のCK-BB型，心筋由来のCK-MB型がある．通常はCK-MM型が大半を占めるが，細胞がこわれると血中に逸脱し，心筋梗塞時にはCK-MB分画が上昇する．	114
クレアチンキナーゼMB型	creatine kinase MB（CK-MB）	→クレアチンキナーゼ	114
クローヌス	clonus	筋を受動的に急激に伸張したときにみられる周期的な筋収縮	81
クロナキシー	chronaxie	時値．神経，筋の興奮性の指標．興奮に必要な最小刺激強度の2倍の強さで刺激したときに興奮をひきおこすことができる最小の通電時間であらわす．	85

用 語 集

日本語	英語（略語）	内　容	参照ページ
ケア・マネージャー	care manager	介護や支援を必要とする人からの相談に応じて，その心身の状況などを配慮しながら適切な在宅または施設のサービスを利用できるように，市町村，在宅サービス事業者，介護保険施設等との連絡調整を行う専門家	120
頸体角	neck-shaft angle	背臥位，両股関節回旋中間位でのX線前後像で，大腿骨幹部長軸と大腿骨頸部長軸とのなす角	22
経皮経管的冠動脈形成術	percutaneous transluminal coronary angioplasty（PTCA）	→冠動脈バルーン血管形成術	113
経皮的冠動脈インターベンション	percutaneous coronary intervention（PCI）	穿刺針を使って皮膚を貫通し，それを通してカテーテルやワイヤーを心冠動脈内に送り込み，病変を改善しようとする手技	121
ケースレポート	case report	症例レポート	5
ケースワーカー	case worker（CW）	福祉を中心に生活の相談に乗る人の総称．ソーシャルワーカーと同じ職種	9
血圧	blood pressure（BP）	動脈内の血液が示す圧力．左室の収縮力，小動脈の抵抗，壁の弾性，血液量，血液の粘度，薬剤の影響を受けて変化する．	110
血液生化学的マーカー	blood biochemical marker	血液中にその物質があることを検出することによって特定の病変の存在を同定できる物質	114
血管炎，脈管炎	angiitis, angitis	血管（動脈，静脈），リンパ管の炎症	55
ケルナック	Kelnac	消化性潰瘍治療薬	114
言語聴覚士	speech therapist（ST）	言葉を話せない，音が聞こえない，あるいは言葉が理解できないことを主症状とする障害の診断・治療をする専門家	16
幻肢痛	phantom（limb）pain	切断した肢がまだ残っている感覚（幻肢）があり，そこで痛みを感じること	98
高吸収域	high density area（HDA）	CT像で，周囲の濃度に比べて陰影が濃い部分を指す	80
高血圧	hypertension（HT）	第6次米国合同委員会（1997）では収縮期血圧140 mmHg以上，拡張期血圧90 mmHg以上の人を高血圧と定義している．血圧が高いほど心臓病や脳卒中のリスクが高くなる．	44
コールドパック，冷罨法	cold pack	物理療法の一種．体の一部の冷却により治療効果を得る．	29
股関節全置換術	total hip arthroplasty（THA） total hip replacement（THR）	寛骨臼蓋，大腿骨頭を同時に人工物に置換する手術	21
国際障害分類	International Classification of Impairments, Disabilities and Handicaps（ICIDH, IDH）	1980年にWHOによって行われた国際的な障害の分類方法．障害を機能障害，能力障害，社会的不利の3領域に記述しようとした．	9
国際生活機能分類	International Classification of Functioning, Disabilities and Health（ICF）	1980年の国際障害分類（ICIDH）の改定版．2001年にWHO総会で採択．これまでの3領域だけからでなく，環境と個人のパーソナリティーも加味した方法となった．	9
骨切り術	osteotomy	骨のアライメントを整えるために骨を切る整形外科手術	21
コミュニケーション	communication	意思疎通．言葉あるいは言葉以外の方法で意思を伝達すること	81

日本語	英語（略語）	内　容	参照ページ
コンピューター断層撮影	computed tomography（CT）	ある面上でいろいろな方向から X 線撮影を行い，得られたデータをコンピューターで処理して，その面上の構造の解剖学的位置関係を画像化する診断法	44
コンプレッションヒップスクリュー(法)	compression hip screw（CHS）	大腿骨頚部骨折に使用されるネイルプレート（髄内に挿入する釘と骨皮質に固定するプレートとが一体となったもの）の一種．CHS を使用した手術法	31
サイベックスマシーン	Cybex machine（Cybex）	筋力測定機器の商品名．等運動性筋力測定や，筋力強化訓練に使用される．	24
ザイロリック	Zyloric	尿酸生成抑制薬	67
作業療法	occupational therapy（OT）	作業（手作業だけでなくスポーツなどの身体活動，ゲームなどの精神活動を含む）を行わせることによって，いろいろな原因で身体的・精神的に障害を負った人々に対して，自主性を高めたり，障害を防いだり，健康を増進したりする治療	56
作業療法士	occupational therapist（OT）	作業療法を実践する専門家．わが国では国家資格が与えられている．	16
差込式ソケット	plug-fit socket	義足のソケットの中に切断部を入れるにあたって事前にインナーのソケットを装着し，義足のソケットに入れる方式	97
左室駆出率	left ventricular ejection fraction（LVEF）	→駆出分画．左心室駆出分画とも呼ぶ．	114
左心室リモデリング	left ventricular remodeling	→リモデリング	119
C 型肝炎ウイルス	hepatitis C virus（HCV）	院内感染で重視されるウィルス	16
C 反応性タンパク	C-reactive protein（CRP）	炎症反応の指標として利用される急性期タンパクの代表	22
JOA 股関節機能判定基準	JOA hip score	主として変形性股関節症の程度と機能を評価する尺度．手術適応の判定に使用	22
磁気共鳴画像法	magnetic resonance imaging（MRI）	強い磁場の中に患者をおき，身体内の異常を三次元的に画像化する診断法．X-p や CT と異なり，イオン化放射線を使用しない．	44
自己他(受)動運動	self-assisted exercise	自助運動（訓練）患者が障害されていない体部を使って障害された体部に対して行う訓練	36
磁石症候群	magnetic syndrome	→強制把握現象と同じ	67
磁石歩行，磁石現象	magnetic gait	磁石に吸い付けられるように足底が床から離れにくい歩行	67
持続的他動運動	continuous passive movement（CPM）	機器を用いて他動的かつ持続的に関節運動を行うこと．主に術後の整形外科疾患に使用	31
膝蓋腱反射	patellar tendon reflex（PTR）	大腿と直角に下腿をぶらぶらさせておいて膝蓋腱をぽんと叩くと起こる大腿前部筋の収縮．深部腱反射の一種	45
膝蓋骨	patella	膝の関節を構成する骨のひとつで，大腿四頭筋の収縮を下腿に効率よく伝達する．	32
疾患レベル	disease level	障害の IDH 国際分類で，片麻痺や失語などの原疾患レベルでの障害を Impairment level の前に設けることがある．	10

日本語	英語（略語）	内容	参照ページ
自動介助運動，能動介助運動	active-assistive exercise	自動運動を介助しながら行うこと．筋力が弱い場合の筋力強化や痛みを伴う場合の関節可動域訓練に用いる．	24
自動介助で，半介助で	active-assistive	筋力が半減しているときやその筋肉を使って運動できる範囲が減じているときに，自分の他方の肢を使って介助したり，他人に介助してもらって動かす方法	19
社会的不利レベル	handicap level	職業，能力など社会的役割を果たす上での障害	9
ジャパンコーマスケール	Japan Coma Scale（JCS）	意識障害の評価法の一つ．3-3-9度方式とも呼ばれる．	66
主観的(自覚的)運動強度	rating of perceived exertion（RPE）	運動強度の主観的な感覚による尺度．Borg scale と同じ	115
手掌支持，片手支持	on hand	床面に手掌をつき，支持している状態	82
術後	post-operative（P.O.）	手術からの経過日数	21, 27
上肢	upper extremity（U/E）		45
伸脚挙上テスト	straight-leg raising（test），SLR（test）	背臥位で膝を伸ばしたまま下肢を挙上する運動．仙腸関節や坐骨神経に問題のあるとき，ハムストリングスの短縮のあるとき，十分に挙上できない．	35
心筋シンチグラフィー	scintigraphy	心筋の核医学検査	97
心筋トロポニン	cardiac isoform of TnT	→トロポニンT	114
伸展	extension（ext.）	関節運動の一種で，基本肢位で矢状面上の運動．屈曲と反対方向の運動	19
心電図	electrocardiogram（ECG）	心筋の電気活動を増幅し，時間的経過として記録したもの．心電計で手軽に記録できるが，心臓疾患，とくに不整脈の診断に有用	114
心拍数	heart rate（HR）	脈拍数．1分間の心臓の収縮回数	115
深部(腱)反射	deep tendon reflex（DTR）	腱や骨を叩くことによって，筋の伸展受容器を刺激し誘発する筋の不随意収縮	45
スクワット	squat	立位での深屈膝運動，膝の屈伸動作	24
ステッピング反応，足踏み反応	stepping reaction	平衡反応の一つ．体幹の移動が水平面で起こったとき，反射的に足を踏み変えてバランスをとる運動	81
ステント，血管内ステント	stent	狭窄を広げた後に管腔内において管腔が再狭窄を起こし内腔が塞がることを防ぐ細い網でできた管．心冠動脈をバルーンで拡張した後などに用いられる．	113
ストレッチング	stretching	軟部組織（主に筋）の短縮の改善または予防のために行う伸張訓練	118
ストレングスエルゴ	StrengthErgo	三菱電機製の運動療法システム	57
スピードトラック牽引	speed track traction	介達牽引法の一つ（スポンジバンドの商品名）．トラックバンドを皮膚に当て，その上に弾性包帯を巻いて摩擦力によって牽引を行う．牽引力は2〜3kgが限度．合併症としては循環障害，末梢神経麻痺，皮膚の損傷など	31
スプリント，副子	splint	上肢用の装具．＝上肢装具	52
生理的コスト指数	physiological cost index（PCI）	心拍数を利用した歩行時のエネルギー消費の簡易指標．PCI＝(歩行終了時心拍数−安静時心拍数)/歩行速度(拍/メートル)	103, 107

用　語　集

日本語	英語（略語）	内　容	参照ページ
セクハラ	sexual harassment	セクシャルハラスメントの略．性に関連した嫌がらせの言動	13
赤血球数，赤血球	red blood［cell］count, red blood cell（RBC）	貧血の指標．基準値（男 450〜650，女 380〜580 × $10^4/\mu l$）	22
セッティング	setting	関節の動きを伴わない筋収縮．等尺性収縮	83
背もたれ坐位	backrest sitting（position）	背もたれ機能がついた椅子やベッドで背中をよりかけて坐っている状態	113
セラチューブ（黄色）	Thera-Tube	アメリカで開発された高品質のラバー製品：20 cm に伸ばしたときに 0.8 kg．筋力増強に利用．チューブ状になっていて，強度の違いを色で示している．	83
セラバンド	Thera-Band	アメリカで開発された高品質のラバー製品：筋力増強に利用．幅広のバンド状になっていて，強度の違いを色で示している．	36
セラピスト	therapist	患者に治療を行う人の総称	16
セレネース	Serenace	向精神薬（ブチロフェノン系）	88
全荷重	full weight bearing（FWB）	体重すべてを荷重すること	31
浅側頭-中大脳動脈吻合術	superficial temporal-middle cerebral arterial anastomosis（STA-MCA anastomosis）	頭蓋内内頸動脈や中大脳動脈起始部に狭窄や閉塞があって TIA や RIND が多発している場合に行われる頭蓋外・頭蓋内バイパス（EC-IC bypass）手術の一種．効果について疑問視する考えもある．	44
足関節，足首	ankle		19
促通	facilitation	望ましい生体の活動性を活発化すること，あるいはそのための手技．反対に好ましくない活動性を減ずる方法を「抑制」という．	69
ソーシャルワーカー	social worker（SW）	福祉を中心に生活のさまざまな相談に乗る人．ケースワーカーよりも広い概念であるが，同義に使われることも多い．	52
外がえし	exversion	第 1 中足骨の骨頭部を下げ，第 5 中足骨骨頭を上げて足底を外に向ける運動．回外，外転，底屈が組み合わさって，下腿軸に対して足底面を外方へ向ける．	19
ソラナックス	Solanax	抗不安薬（ベンゾジアゼピン系）	89
体幹	trunk		19
体軸傾斜症候群，プッシャー症候群	pusher syndrome	坐位，立位にかかわらず，麻痺側に身体が傾いてくる左片麻痺に多い症状や半側無視などから成り立つ症候群	47, 51
大動脈内バルーンパンピング	intra-aortic balloon pumping（IABP）	左心不全のときにバルーンカテーテルを下行大動脈に入れ，心拡張期にバルーンを拡げて上流の圧を高め，冠血流量の増加をはかる．また収縮期直前にバルーンを小さくして左室駆出抵抗を下げる治療法	113
体容量指数，体型指数	body mass index（BMI）	（体重 kg）/（身長 m）^{2} で表される肥満度の指標．肥満度Ⅰ（25〜29.9），Ⅱ（30〜34.9），Ⅲ（35〜39.9），Ⅳ（40〜）．標準体重＝（身長 m）^{2} × 22	18
タガメット	Tagamet	胃液分泌抑制剤	45

日本語	英語（略語）	内容	参照ページ
脱調整，身体的脱調節	deconditioning	長期間臥床安静を余儀なくされた患者が運動を再開するときにみられる筋活動に心機能が追随できない現象	115
他動歩行	passive walking	自発的な運動が難しい場合に他動的に歩行動作を行うこと	46
ダブルデージー	double daisy	半側空間無視の検査の一種：花瓶に生けた左右2輪のひなぎくの絵を手本に，そのまま模写するように命じ，絵の一部に脱落がないか調べる．	46
短下肢装具	ankle foot orthosis（AFO）	足関節，足をコントロールする装具．short leg brace（SLB）と同じ	44,55,60
短期目標	short term goal（STG）	数週〜1カ月程度の短期間の目標	16
端坐位，椅子坐位，腰掛位	chair sitting（position），dangling, short sitting	下肢を垂らして坐る．sit は腰掛けを意味する．	33
チアノーゼ	Zyanose（ドイツ語），cyanosis	血液の酸素化の不足により皮膚などが青紫色になること．	98
チェックソケット	check socket	義肢のソケットの適合状態をみるソケット	101
チェックリスト	checklist	一定の作業で必要とされる行動や確認事項を作業の順序に並べて点検していくリスト	10
チューブエクササイズ	tube exercise	異なる強さの張力を発生するゴム製のチューブを用いて行う筋力強化法	24
超音波心臓検査法	ultrasonic cardiography（UCG）	超音波を心臓に当てて壁の性状，血流，弁の閉じ具合を観察する方法．心エコー法	114
長下肢装具	long leg brace（LLB）	knee-ankle-foot orthosis（KAFO）と同じ．大腿骨から足底に及ぶ下肢装具．主として膝関節と足関節との動きを制限する．	44
長期目標	long term goal（LTG）	数カ月〜の長期的な目標	10
長坐位	long sitting	足をまっすぐに投げだし，床に坐った体位	33
強さ−時間曲線	strength-duration curve	最小限の筋収縮を起こすために必要な電気刺激の強さ（電圧，電流）と刺激時間との関係を示す曲線	85
T字杖	T cane	歩行を安定させたり，足にかかる荷重量を調節するために用いられる杖で，持ち手がT字形のもの	38
TCソケット	Tokyo Metropolitan Rehabilitation Center socket	大腿義足用ソケットの一種．二重構造が特徴	97
底屈，掌屈	plantar（palmar）flexion（p-f）	足関節で下方へ足部を動かすこと．また手関節で手のひら側に曲げること．	19
デイリーノート	daily note	実習の経過を記録し，まとめたもの	5
デパス	Depas	抗不安薬（ベンゾジアゼピン系）	88
デュプイトラン拘縮	Dupuytren contracture	手掌腱膜の肥厚，拘縮による指の屈曲拘縮．中年男性に多い	66
転子果長	Trochanter malleolar distance（TMD）	体外からの下肢長計測の指標の一つ．大転子と腓骨外果までの距離．棘果長(SMD)と異なり股関節が含まれない．	18,32
糖尿病	diabetes mellitus（DM）	糖の代謝の異常で起こる代謝性疾患の代表	44
トーマス肢位	Thomas position	背臥位で，他側の股関節を最大屈曲して腰椎前彎を消失させる体位	35
徒手筋力テスト	manual muscle test（MMT）	徒手抵抗による筋力測定方法	23

日本語	英語（略語）	内容	参照ページ
トランスファー，移乗	transfer	車いすとベッド，椅子などの間の乗り移り	53
トレッドミル	treadmill	運動負荷装置の一種．歩行ベルトの上を被検者が歩行する．ベルトの速度と傾斜を自由に設定できる．	117
トレムナー徴候	Tröemner sign	病的反射の一種．錐体路障害で出現	81
トレンデレンブルグ徴候	Trendelenburg sign	股関節外転筋の筋力低下時にみられる	101
トロポニンT	troponin-T（TnT）	心筋の構造タンパク．心筋梗塞早期から上昇し，数日間上昇が持続するので，クレアチンキナーゼが正常化した後でも診断ができる．	114
内旋	internal rotation（int. rot.）	四肢の長軸を中心として回旋する運動の一種で，体幹に近づく運動	19
内転	adduction（add.）	前額面上の四肢運動の一種で，体幹長軸へ近づく運動	19
ニーズ	needs	患者が日常生活を送るにあたって必要としていること，あるいは生活上広く必要としているもの，あるいは他者からみて満たされる必要があるもの	8
ニコリン	Nicholin	脳代謝改善薬	55
日常生活動作	activities of daily living（ADL）	人が日常くり返し行う全活動	34, 47
ニトロダームTTS	NitrodermTTS	皮膚に貼付する狭心症治療薬（亜硝酸薬）	114
日本整形外科学会	Japanese Orthopaedic Association（JOA）		22
脳血管造影	cerebral angiography	血管内に放射線の透過しにくい造影剤を入れて脳血管の走行を撮影する方法	44
脳性ナトリウム利尿ペプチド	brain natriuretic peptide（BNP）	主として心室から分泌される32個のアミノ酸からなる循環ホルモン．血中濃度は心不全，腎不全，高血圧，心肥大，心筋梗塞で異常高値を示し，病態の重症度，治療効果の指標として有用．急性心筋梗塞では発症直後から上昇し，24時間でピークに達する．	114
脳卒中機能評価表	Stroke Impairment Assessment Set（SIAS）	脳卒中の機能レベルを簡便に測定するために用いられるテストバッテリー．能力レベルでは機能的自立度評価法（FIM）が用いられ，脳卒中の帰結測定，予後判定に用いられている．	45
能力障害レベル	disability level	個人の日常生活動作、行動など個体レベルでの障害	9
ノバスタン	Novastan	抗血栓薬，抗トロンビン薬	52
ノルバスク	Norvasc	降圧剤（Ca拮抗剤）	45
パーキンソン症候群	Parkinson's syndrome	高齢者に多い神経障害で，律動性振戦，筋強剛，仮面状顔貌，寡動，歩行遅滞，加速歩行などの錐体外路系の障害の症状を示す．脳の基底核のドーパミンの欠乏が原因とされる．	92
バーセル指数	Barthel index（BI）	日常生活動作の評価表（100点満点）	22
背臥位，仰臥位	supine（position）	顔を上に向け背中全体を床に接する体位．あおむけ	33
背屈	dorsal flexion（d-f）	足関節，手関節で手・足の甲の方向へ運動するもの	19

用 語 集

日本語	英語（略語）	内　容	参照ページ
バイタル（サイン）	vital（sign）	生きている証拠を示す脈拍数，血圧，呼吸数，体温の4情報をまとめてバイタルサイン（生命徴候）と呼ぶ．近くにいる人が，五感や，簡単な装置を使うだけで生命に関わる重要な情報を経過を追って知るために役立つ．	68
バイタルチェック	vital check	バイタルサインの監視，チェック	119
拍/分	beat per minutes（bpm）	心拍数の単位	115
バスター	Buster	上肢，前腕を胸部に当てて巻き込み，肩関節の運動を制限し支えることで引っぱりからも保護する装具の商品名	66
長谷川式簡易痴呆スケール	Hasegawa dementia rating scale（HDS）	長谷川による9項目からなる痴呆検査法	67
バビンスキー徴候	Babinski sign	病的反射の一種．錐体路障害で出現	45
バファリン	Bufferin	頭痛薬，血小板凝集抑制薬	114
ハムストリングス	Hamstrings	膝窩の内側あるいは外側に付着している膝屈筋群	81
ハルナール	Harnal	排尿障害治療薬	52
半側空間無視	unilateral spatial neglect（USN）	高次脳機能障害のひとつ．半側の空間を認識できないこと	67
ハンドヘルドダイナモメータ	hand-held dynamometer（HHD）	徒手筋力測定計．等尺性筋収縮で筋力を測定する小型機器	23
B型肝炎ウイルス	hepatitis B virus（HBV）	院内感染で重視されるウイルス	16
非荷重	non-weight-bearing（NWB）	体重をかけないこと	19
膝	knee		19
膝折れ，膝くずれ	giving way, buckling	立位，歩行時に膝が突然屈曲する現象	57, 61
ビジュアルアナログスケール	visual analogue scale（VAS）	視覚的アナログスケール．痛みの評価に用いる．10cmの直線上で「全くない」から「想像しうる最大の痛み」までのどの状態かを示す．	20
左	left, Lt., lt.		19
左側臥位	left lateral（position）, left side-lying	体の左側を下にして横たわった体位	32
ヒト免疫不全症ウイルス，エイズウイルス	human immunodeficiency virus（HIV）	院内感染で重視されるウィルス．主に血液を介して感染する．	16
標準失語症テスト	Standard Language Test of Aphasia（SLTA）	長谷川恒雄らによって作成された失語症テスト	60
広い基底面をもつ立位	wide base standing	立位時に広い支持基底面を形成	81
プーリーエクササイズ	pully exercise	滑車とロープを用いて自己他動的に行う訓練	24
フェノバール	Phenobal	睡眠薬（バルビツール酸）	88
フォガティーカテーテル	Fogarty catheter	先端にバルーンがついたカテーテルで動脈塞栓，大静脈の血栓を除去するために使われる．	97
フォレスターの分類	Forrester classification	急性心筋梗塞に伴う左心不全の4段階の重症度分類	114, 121
腹臥位	prone	腹を下に向け床に付けて横たわった体位．うつぶせ	32
フットパットテスト	foot pat test	踵を床につけた椅子坐位で，足底でできるだけ速く床をたたくテスト．変換運動障害のテスト	45
部分荷重	partial weight bearing（PWB）	体重の1/3（1/3PWB）や1/2（1/2PWB）をかけること	31

日本語	英語（略語）	内容	参照ページ
プライバシー	privacy	共有する集団あるいは個人が，公にしたくないと共通して考えている個人情報	8
ブリッジング，ブリッジ運動	bridging	背臥位で両股関節，膝関節を屈曲し，両足を床に立てた肢位から殿部を挙上し，体幹などをそらす運動．殿筋群，脊柱起立筋群の筋力強化が期待できる．	35
ブルースのプロトコル	Bruce protocol	トレッドミルを使った運動負荷試験の処方の一種．負荷量を時間経過とともに段階的に増加していく．	118
プルセニド	Pursenid	大腸刺激性下剤	45
ブルンストローム・ステージ	Brunnstrom (recovery) stage (Br. stage)	中枢性麻痺の回復段階を質的に評価しようとしてつくられた．6段階で構成	45
ブルンストローム・テスト	Brunnstrom test	ブルンストローム・ステージと同じ	53
プレタール	Pretaal	血小板凝集抑制薬	114
閉鎖運動連鎖	closed kinetic chain (CKC)	荷重しないで行う訓練では四肢の遠位端が床や対象に接していないので，床との関係が自由という意味で開放運動連鎖（open kinetic chain）と呼ばれる．一方，荷重した状態では四肢遠位端が床や対象と常に接触しているので閉鎖運動連鎖と呼ばれる．立位保持，歩行，椅子からの立ち上がりなどADLの肢位の多くは閉鎖運動連鎖の中で行われる．	83
ベイスン	Basen	食後過血糖改善剤	45
ベザトールSR	Bezatol SR	高脂血症治療薬（フィブラート系）	98
ヘパリン	Heparin	抗凝血薬	73
ヘマトクリット	hematocrit (Ht, Hct)	貧血の指標．基準値（男40〜54，女37〜47％）	22
ヘモグロビン	hemoglobin (Hb)	貧血の指標．基準値（男13.0〜18.0，女11.5〜17.0 g/dl）	22
変形性(股)関節症	osteoarthritis (OA), coxarthrosis, osteoarthritis of the hip	股関節に起こる変形を伴う機能的変化．女性に多い．	21
ホープ	hope	患者の希望	6
ホールドリラックス	hold relax	PNF (proprioceptive neuromuscular facilitation；固有受容性神経筋促通法)手技の一つ．筋を等尺性の最大収縮後に弛緩させ，ストレッチする．	47
歩隔を広くとること	wide base gait	歩行時（立脚期）に広い支持基底面を形成	81
歩行器	walker	立位・歩行時に使用する補助具．四輪型，三輪型などがある．	83
ホッピング反応，跳躍反射	hopping reaction	平衡反応の一つ．体幹の移動が水平面で起こったとき，反射的に四肢を動かして重心を戻し倒れないようにする反応	81
ホフマン徴候	Hoffmann sign	病的反射の一種．錐体路障害で出現	81
ボルグのスケール	Borg scale	→主観的運動強度と同じ	118
ボルタレン	Voltaren	抗炎症剤（アリール酢酸系）	22
マイル/時	miles per hour (MPH)	速さの単位．毎時何マイル	117
松葉杖	axillary crutch	足にかかる体重を減免する杖の一種．腋下でも支えられるように工夫してある．	25
マン試験	Mann test	立ち直り反射の異常を調べる平衡機能検査	81

用語集

日本語	英語（略語）	内容	参照ページ
右	right, Rt., rt.		19
ムンテラ	Mund Therapie（ドイツ語）	治療に有利なように患者に病状を話すこと	85
メイトランドのグレード	Maitland's Grade	Maitlandが提唱した関節可動域内での運動強度の段階	30
メチシリン耐性黄色ブドウ球菌	methicillin resistant staphylococcus aureus（MRSA）	病弱者や高齢者の感染，特に院内感染で重視される原因菌	16
メッツ，代謝当量	metabolic equivalent(s)（MET）	1 MET = 3.5 mlO_2/kg/分	116
メトリジン	Metligine	昇圧剤（非カテコラミン系）	52
メバロチン	Mevalotin	高脂血症治療薬（HMA-CoA還元酵素阻害薬）	114
目標心拍数	target heart rate（THR）	運動負荷試験の終点を心拍数で決める際に使用する．年齢から決められた最大予測心拍数の70％前後に設定されることが多い．運動処方では至適強度として用いられることもある．	58,119
モチベーション	motivation	意欲，動機付け，訓練意欲	26
遊動膝継手	movable knee joint	関節運動に制限がない義足で，膝関節の働きを代用する部品	97
予後	prognosis	ある時期の患者が示す症状や障害の程度から将来の患者の状態を予測すること	48
弱いセラバンド（黄色）	Thera-Band（yellow）	アメリカで開発された高品質のラバー製品：20 cmに伸ばしたときに0.7 kg．リハビリで筋力増強に利用	36
ラシックス	Lasix	降圧利尿薬	67
ランプ負荷試験	Ramp exercise test	負荷量を時間経過とともに直線的に増加させる運動負荷試験	98
リーチ	reach	上肢や下肢を目標物に向かって伸ばす動作	46,50
理学療法，物理療法	physical therapy（PT）	歴史的には温熱や放射線など物理的な作用を身体に与えて治療効果を期待していたのでこの名称があるが，現在は運動療法や日常生活活動訓練が中心となっている．	36
理学療法士	physical therapist（PT）	理学療法を実践する専門家．障害の評価，治療，相談指導を行う．わが国では国家資格が与えられている．	25,49
リスク管理	risk management	起こり得る事故の予防，起きてしまった場合の適切な対処	13
リモデリング	remodeling	心筋への慢性的な負荷が惹き起こす病的な心筋組織の再構築（リモデリング）．長期的な心不全，心疾患の予後規定因子として重視されている．骨組織がわずかずつ生成と吸収を繰り返して定常状態を維持する機能を示す意味でも使われる．	119
両肘支持	on elbows	床面に両肘をつき，支持している状態	82
臨床心理士	clinical psychologist	患者の病的な心理状態を安定し，不安のない通常の心理状態に回復させようとする専門家	88
レジュメ	resume	抄録，概略，要約（を印刷したもの）	6
レスリン	Reslin	抗うつ剤	89
レニベース	Renivace	降圧剤（ACE阻害薬）	97
練習，運動，訓練，体操	exercise（ex.）		97

日本語	英語（略語）	内容	参照ページ
レントゲン写真	X-ray film（X-p)		21
ロッキング(膝の)	locking	関節で荷重する際に最大伸展域まで伸ばし，荷重線を関節軸よりも伸展側に落とすことで，筋活動なしに骨格，関節構成体で伸展を保つ機序	57, 61
ロフストランド杖	Lofstrand crutch	肘支えのある杖．両側に用いる場合，英語ではbilateral crutchesと表現する．「Lofstrand Crutches®」は商標であり，通常「forearm crutch」と呼ばれている．前腕型杖，前腕支持杖，前腕固定型杖などの日本語訳がされているが，一般的には「ロフストランド(型)杖(クラッチ)」と呼ばれることが多い．	24
ロンベルグ徴候	Romberg sign	両足をそろえて立った状態で閉眼させ，身体の動揺が強まるかどうかをみる試験．脊髄後索や後根障害でみられる．小脳や前庭機能障害では開眼時も閉眼時も動揺し，立位を保つことが難しい．	81
ワーファリン	Warfarin	抗凝血薬（Coumarin誘導体）	73, 97

用語集

1-repetitive maximum (1RM)	1回反復筋力(抵抗)
abduction (abd.)	外転
Acecol	エースコール
active-assistive	自動介助で，半介助で
active-assistive exercise	自動(能動)介助運動
activities of daily living (ADL)	日常生活動作
acute myocardial infarction (AMI)	急性心筋梗塞
Adalat	アダラート
adduction (add.)	内転
alert	意識清明な，覚醒した
alignment	アライメント
angiitis, angitis	血管炎，脈管炎
ankle	足関節，足首
ankle clonus	足クローヌス，足間代
ankle foot orthosis (AFO)	短下肢装具
Anturan	アンツーラン
approach	アプローチ
arm sling	アームスリング，腕つり
Atarax-P	アタラックスP
atrophy	萎縮
axillary crutch	松葉杖
Babinski sign	バビンスキー徴候
backrest sitting (position)	背もたれ坐位
Barthel Index (BI)	バーセル指数
Basen	ベイスン
beat per minutes (bpm)	拍/分
Bezatol SR	ベザトールSR
blood biochemical marker	血液生化学的マーカー
blood pressure (BP)	血圧
body mass index (BMI)	体容量指数，体型指数
Borg scale	ボルグのスケール
brain natriuretic peptide (BNP)	脳性ナトリウム利尿ペプチド
bridging	ブリッジ運動
Bruce protocol	ブルースのプロトコル
Brunnstrom (recovery) stage (Br. stage)	ブルンストローム・ステージ
Brunnstrom test	ブルンストローム・テスト
buckling	膝折れ，膝くずれ
Bufferin	バファリン
Buster	バスター
Cardenalin	カルデナリン
cardiac isoform of TnT	心筋トロポニン
care manager	ケア・マネージャー
case report	ケースレポート
case worker (CW)	ケースワーカー
cast socket	ギプスソケット
cerebral angiography	脳血管造影
chair sitting (position)	端坐位，椅子坐位，腰掛位
check socket	チェックソケット
checklist	チェックリスト
chronaxie	クロナキシー
clinical path	クリニカルパス
clinical psychologist	臨床心理士
clonus	クローヌス
closed kinetic chain (CKC)	閉鎖運動連鎖
cold pack	コールドパック，冷罨法
cold therapy	寒冷療法
communication	コミュニケーション
compression hip screw (CHS)	コンプレッションヒップスクリュー(法)
computed tomography (CT)	コンピューター断層撮影
continuous passive movement (CPM)	持続的他動運動
coronary angiography (CAG)	冠動脈造影
coronary care unit (CCU)	冠疾患集中治療室
coronary intervention	冠動脈インターベンション
coxarthrosis	変形性股関節症
C-reactive protein (CRP)	C反応性タンパク
creatine kinase (CK)	クレアチンキナーゼ
creatine kinase MB (CK-MB)	クレアチンキナーゼMB型
critical path	クリティカルパス
cryotherapy	寒冷療法
cyanosis	チアノーゼ
Cybex machine (Cybex)	サイベックスマシーン
daily note	デイリーノート
dangling	端坐位，椅子坐位，腰掛位
deconditioning	脱調整，身体的脱調節
deep tendon reflex (DTR)	深部(腱)反射
Depas	デパス
diabetes mellitus (DM)	糖尿病
disability level	能力障害レベル
disease level	疾患レベル
dorsal flexion (d-f)	背屈
double daisy	ダブルデージー
Dupuytren contracture	デュプイトラン拘縮
Eggars plate	エガースプレート
ejection fraction (EF)	駆出分画
electrocardiogram (ECG)	心電図
emotional impersistence	感情(情動)維持困難
ergometer	エルゴメーター
Evans classification	エバンス分類
exercise (ex.)	練習，運動，訓練，体操
extension (ext.)	伸展
external rotation (ext. rot.)	外旋

exversion	外がえし	International Classification of Impairments, Disabilities and Handicaps (ICIDH)	国際障害分類
facilitation	促通		
flexion (flex.)	屈曲	intra-aortic balloon pumping (IABP)	大動脈内バルーンパンピング
Fogarty catheter	フォガティーカテーテル		
foot pat test	フットパットテスト	inversion	内がえし
forced grasping	強制把握現象	ischemic threshold	虚血閾値
Forrester classification	フォレスターの分類	Isodine	イソジン
full weight bearing (FWB)	全荷重	Isopower	アイソパワー制御
		Itorol	アイトロール
Gaster	ガスター		
Gastrom	ガストローム	Japan Coma Scale (JCS)	ジャパンコーマスケール
giving way	膝折れ，膝くずれ	Japanese Orthopaedic Association (JOA)	日本整形外科学会
Gramalil	グラマリール		
Gravicorder GS-3000	グラビコーダー	JOA hip score	JOA 股関節機能判定基準
		joint (jt.)	関節
Hamstrings	ハムストリングス		
hand-held dynamometer (HHD)	ハンドヘルドダイナモメーター	Kelnac	ケルナック
		key person	キーパーソン
handicap level	社会的不利レベル	Killip classification	キリップの分類
Harnal	ハルナール	knee	膝
Hasegawa dementia rating scale (HDS)	長谷川式簡易痴呆スケール		
		Lasix	ラシックス
heart rate (HR)	心拍数	left lateral (position), left side-lying	左側臥位
hematocrit (Ht, Hct)	ヘマトクリット		
hemoglobin (Hb)	ヘモグロビン	left ventricular ejection fraction (LVEF)	左室駆出率，左心室駆出分画
Heparin	ヘパリン		
hepatitis B virus (HBV)	B 型肝炎ウイルス	left ventricular remodeling	左心室リモデリング
hepatitis C virus (HCV)	C 型肝炎ウイルス	left, Lt., lt.	左
high density area (HDA)	高吸収域	locking	(膝の)ロッキング
Hoffmann sign	ホフマン徴候	Lofstrand crutch	ロフストランド杖
hold relax	ホールドリラックス	long leg brace (LLB)	長下肢装具
hope	ホープ	long sitting	長坐位
hopping reaction	ホッピング反応，跳躍反射	long term goal (LTG)	長期目標
human immunodeficiency virus (HIV)	ヒト免疫不全症ウイルス	lower extremity (L/E)	下肢
hypertension (HT)	高血圧	magnetic gait	磁石歩行，磁石現象
		magnetic resonance imaging (MRI)	磁気共鳴画像法
ice pack	アイス(氷)パック		
Icelandic roll on silicone socket (ICEROSS)	アイスロス	magnetic syndrome	磁石症候群
		Maitland's Grade	メイトランドのグレード
impairment level	機能障害レベル	Mann test	マン試験
Impairments, Disabilities and Handicaps (IDH)	国際障害分類の IC を省略したもの	manual muscle test (MMT)	徒手筋力テスト
		medical social worker (MSW)	医療ソーシャルワーカー
initial	イニシャル	metabolic equivalent(s) (MET)	メッツ，代謝当量
Inteban	インテバン	methicillin resistant *Staphylococcus aureus* (MRSA)	メチシリン耐性黄色ブドウ球菌
internal rotation (int. rot.)	内旋		
International Classification of Functioning, Disabilities and Health (ICF)	国際生活機能分類	Metligine	メトリジン
		Mevalotin	メバロチン
		miles per hour (MPH)	マイル/時

motivation	モチベーション	pusher syndrome	体軸傾斜症候群
motor impersistence (MI)	運動維持困難症		
motor point	運動点	quality of life (QOL)	クオーリティオブライフ, 生活の質
movable knee joint	遊動膝継手		
Mund Therapie	ムンテラ(ドイツ語)		
		Ramp exercise test	ランプ負荷試験
neck-shaft angle	頸体角	range of motion test (ROMT, ROM-T)	(関節)可動域テスト
needs	ニーズ		
Nicholin	ニコリン	range of motion (ROM)	関節可動域
Nitroderm TTS	ニトロダーム TTS	rating of perceived exertion (RPE)	主観的(自覚的)運動強度
non-weight-bearing (NWB)	非荷重		
Norvasc	ノルバスク	reach	リーチ
Novastan	ノバスタン	red blood [cell] count, red blood cell (RBC)	赤血球数, 赤血球
occupational therapist (OT)	作業療法士	remodeling	リモデリング
occupational therapy (OT)	作業療法	Renivace	レニベース
on elbow	片肘支持	Reslin	レスリン
on elbows	両肘支持	résumé	レジメ(フランス語)
on hand	手掌支持, 片手支持	right, Rt., rt.	右
one Lofstrand crutch	片ロフストランド杖	risk management	リスク管理
osteoarthritis of the hip	変形性股関節症	ROM exercise (ROM ex.)	関節可動域エクササイズ
osteoarthritis (OA)	変形性関節症	Romberg sign	ロンベルグ徴候
osteotomy	骨切り術		
		scintigraphy	心筋シンチグラフィー
Parkinson's syndrome	パーキンソン症候群	self-assisted exercise	自己他(受)動運動
partial weight bearing (PWB)	部分荷重	Serenace	セレネース
passive walking	他動歩行	setting	セッティング
patella	膝蓋骨	sexual harassment	セクハラ
patellar tendon reflex (PTR)	膝蓋腱反射	shoe horn brace (SHB)	靴べら式装具
percutaneous coronary intervention (PCI)	経皮的冠動脈インターベンション	short leg brace (SLB)	短下肢装具
		short sitting	端坐位, 椅子坐位, 腰掛位
percutaneous transluminal coronary angioplasty (PTCA)	経皮経管的冠動脈形成術	short term goal (STG)	短期目標
		social worker (SW)	ソーシャルワーカー, 社会事業士
phantom (limb) pain	幻肢痛		
Phenobal	フェノバール	socks aid	靴下(ソックス)エイド
physical therapist (PT)	理学療法士	Solanax	ソラナックス
physical therapy (PT)	理学療法, 物理療法	speech therapist (ST)	言語聴覚士
physiological cost index (PCI)	生理的コスト指数	speed track traction	スピードトラック牽引
plantar flexion, palmar flexion (p-f)	底屈, 掌屈	spina malleolar distance (SMD)	棘果長
		splint	スプリント, 副子
plug-fit socket	差込式ソケット	squat	スクワット
post-operative (P.O)	術後	Standard Language Test of Aphasia (SLTA)	標準失語症テスト
Pretaal	プレタール		
primary old balloon angioplasty (POBA)	冠動脈バルーン血管形成術	starting position	開始肢位, 出発肢位
		stent	ステント, 血管内ステント
privacy	プライバシー		
prognosis	予後	stepping reaction	ステッピング反応, 足踏み反応
prone	腹臥位		
pully exercise	プーリーエクササイズ	straight-leg raising (test), SLR (test)	伸脚挙上テスト
Pursenid	プルセニド		

strength-duration curve	強さ−時間曲線	Trömner sign	トレムナー徴候
StrengthErgo	ストレングスエルゴ	troponin-T (TnT)	トロポニン T
stretching	ストレッチング	trunk	体幹
Stroke Impairment Assessment Set (SIAS)	脳卒中機能評価表	tube exercise	チューブエクササイズ
suction socket	吸着式ソケット	ultrasonic cardiography (UCG)	超音波心臓検査法，心エコー法
superficial temporal-middle cerebral arterial anastomosis (STA-MCA anastomosis)	浅側頭−中大脳動脈吻合術	unilateral spatial neglect (USN)	半側空間無視
supine (position)	背臥位，仰臥位	upper extremity (U/E)	上肢
T cane	T字杖	visual analogue scale (VAS)	ビジュアルアナログスケール
Tagamet	タガメット	vital (sign)	バイタル(サイン)，生命徴候
target heart rate (THR)	目標心拍数		
Thera-Band	セラバンド		
Thera-Band (tan)	ごく弱いセラバンド(タン)	vital check	バイタルチェック
Thera-Band (yellow)	弱いセラバンド(黄色)	Voltaren	ボルタレン
Thera-Tube	セラチューブ(黄色)	walker	歩行器
therapist	セラピスト	Warfarin	ワーファリン
Thomas position	トーマス肢位	Welpas	ウェルパス
Tokyo Metropolitan Rehabilitation Center socket (TC socket)	TCソケット	wheelchair (W/C)	車いす
		wide base gait	歩隔を広くとること
total hip arthroplasty (THA)	股関節全置換術	wide base standing	広い基底面をもつ立位
total hip replacement (THR)	股関節全置換術		
transfer	トランスファー，移乗	X-ray film (X-p)	レントゲン写真
treadmill	トレッドミル		
Trendelenburg sign	トレンデレンブルグ徴候	Zyanose	チアノーゼ（ドイツ語）
Trochanter malleolar distance (TMD)	転子果長	Zyloric	ザイロリック

監修者略歴

宮原 英夫(みやはら ひでお)

1935年　東京都に生まれる
1960年　東京大学医学部医学科卒業
1995年　北里大学医療衛生学部教授
現　在　茅ヶ崎リハビリテーション専門学校
　　　　校長・医学博士

執 筆 者

小林 寿絵　横浜市立大学医学部附属病院リハビリテーション科
永尾 久美子　日本心臓血圧研究振興会附属榊原記念病院
小倉　彩　北里大学医療衛生学部リハビリテーション学科
廣瀬 真純　群馬縣立心臓血管センター

理学療法学生のための
症例レポートの書き方　　定価はカバーに表示

2004年6月15日　初版第1刷
2015年2月20日　　　第14刷

監修者　宮原　英夫
発行者　朝倉　邦造
発行所　株式会社　朝倉書店

東京都新宿区新小川町6-29
郵便番号　162-8707
電　話　03(3260)0141
FAX　03(3260)0180
http://www.asakura.co.jp

〈検印省略〉

© 2004 〈無断複写・転載を禁ず〉　　　リーブルテック・渡辺製本

ISBN 978-4-254-33501-9　C 3047　　Printed in Japan

JCOPY　〈(社)出版者著作権管理機構 委託出版物〉

本書の無断複写は著作権法上での例外を除き禁じられています．複写される場合は，そのつど事前に，(社)出版者著作権管理機構(電話 03-3513-6969, FAX 03-3513-6979, e-mail: info@jcopy.or.jp)の許諾を得てください．

豊橋創造大 宮原英夫監修 **理学療法学生のための 続・症例レポートの書き方** 33504-0 C3047　　B5判 128頁 本体3200円	好評の『症例レポートの書き方』第二弾。新しい国際生活機能分類に基づき、治療の目標の立て方やレポート内容を再編成。狭義の理学療法の実践から、高齢者の健康管理、障害予防、増進へと大きく広がってきている理学療法士の役割に対応
浜松医大 渡邊泰秀・九州看護福祉大 樋口マキヱ編 **コメディカルのための 薬理学**（第2版） 33005-2 C3047　　B5判 244頁 本体3900円	薬剤師や看護師をめざす学生向けのテキスト。初学者のために図表・イラストを大幅に増やし、見てわかりやすい2色刷レイアウトにした全面的な改訂版。演習問題を充実させ、さらにエイジング、漢方、毒物など最新の動向まで盛り込んだ。
元聖路加看護大 柳井晴夫・聖路加看護大 井部俊子編 **看　護　を　測　る** ―因子分析による質問紙調査の実際― 33006-9 C3047　　B5判 152頁 本体3200円	心理測定尺度の構成を目指す学生・研究者へ向けて因子分析の基礎を講じた上で、看護データを用いた8つの実例を通じて分析の流れや勘所を解説する。〔内容〕因子分析の基礎／実例（看護管理指標，職業満足度，母親らしさ，妊婦の冷え症他）
黒島晨汎・浦野哲盟・柏柳　誠・河合康明・ 窪田隆裕・篠原一之・高井　章・丸中良典他著 **人　体　生　理　学** 33502-6 C3047　　B5判 232頁 本体3800円	主として看護師，保健師，作業療法士，理学療法士，介護士などの医療関連職を目指す人々，医科大学の学生以外で一般的な生理学の知識を学ぼうとする人々を対象として，生理学の基礎的理解を確実にできるように，わかりやすくまとめたもの
田沼靖一・林　秀徳・本島清人編著　安西偕二郎・ 伊藤文昭・板部洋之・豊田裕夫・大山邦男他著 **生　　化　　学** 34017-4 C3047　　B5判 272頁 本体5800円	薬学系1～2年生のために，薬学会で作成された薬学教育モデル・コアカリキュラムにも配慮してやさしく，わかりやすく解説した教科書。〔内容〕生体を構成する物質／酵素／代謝／細胞の組成と構造／遺伝情報／情報伝達系
小池勝夫・荻原政彦編著　谷　　覚・阿部和穂・ 田中　光・伊藤芳久・大幡久之・平藤雅彦他著 **薬　　理　　学** 34018-1 C3047　　B5判 328頁 本体5200円	モデル・コアカリキュラムに対応し，やさしく，わかりやすく解説した教科書。〔内容〕自律神経系，中枢神経系，循環系，呼吸器系，消化器系，腎・泌尿器，子宮，血液・造血器官，皮膚，眼に作用する薬物／感染症，悪性腫瘍に用いる薬物／他
林　秀徳・渡辺泰裕編著　渡辺隆史・横田千津子・ 厚味厳一・小佐野博史・荻原政彦・江川祥子著 **薬学で学ぶ 病態生化学**（第2版） 34020-4 C3047　　B5判 280頁 本体5000円	コアカリに対応し基本事項を分かりやすく解説した薬学部学生向けの教科書。好評の前書をバイタルサインや臨床検査値などを充実させて改訂〔内容〕I編バイタルサイン・症候と代表疾患／II編臓器関連および代謝疾患の生化学と機能検査
寺田勝英編著　内田享弘・岡田弘晃・金澤秀子・ 竹内洋文・戸塚裕一・長田俊治著 **物 理 薬 剤 学・製 剤 学** ―製剤化のサイエンス― 34022-8 C3047　　B5判 240頁 本体5200円	薬学会のモデル・コアカリキュラムにも対応し，わかりやすくまとめた教科書。〔内容〕物質の溶解／分散系／製剤材料の物性／代表的な製剤／製剤化／製剤試験法／DDSの必要性／放出制御型製剤／ターゲッティング／プロドラッグ／他
山本　昌編著　水間　俊・丸山一雄・田中頼久・ 灘井雅行・岩川精吾・掛見五郎・緒方宏泰著 **生　物　薬　剤　学** ―薬の生体内運命― 34027-3 C3047　　B5判 304頁 本体5600円	モデル・コアカリキュラムに準拠し，演習問題を豊富に掲載した学生のための教科書。〔内容〕薬の生体内運命／薬物の臓器への到達と消失（吸収／分布／代謝／排泄／相互作用）／薬動学／治療的薬物モニタリング／薬物送達システム
右井秀美・杉浦隆之編著　山下　純・矢ノ下良平・ 緒方正裕・小椋康光・越智崇文・手塚雅勝著 **衛　生　薬　学**（第3版） 34030-3 C3047　　B5判 504頁 本体7000円	好評の教科書を改訂。法律の改正に対応し，最新の知見・データを盛り込む。モデル・コアカリキュラムに準拠し丁寧に解説。〔内容〕栄養素と健康／食品衛生／社会・集団と健康／疾病の予防／化学物質の生体への影響／生活環境と健康
前京大 糸川嘉則総編集 **看護・介護・福祉の百科事典**（普及版） 33007-6 C3547　　A5判 676頁 本体8500円	世界一の高齢社会を迎える日本において「看護」「介護」「福祉」の必要性は高まる一方である。本書では3分野の重要事項を網羅するとともに，分野間の連携の必要性も視野に入れて解説。〔内容〕看護（総合看護，看護基礎，母性看護，小児看護，成人看護，精神看護，老年看護，地域看護）／介護（概念・歴史・政策，介護保険サービス，介護技法，技術各論，介護従事者と他職種との連携，海外の事情）／福祉（基本理論，制度，福祉の領域，社会福祉援助の方法，関連領域と福祉との関係）

上記価格（税別）は 2015 年 2 月現在